Forskningsprocessen – start og styring

Jacob Rosenberg, Kristoffer Andresen,

Jakob Burcharth

info@forskerkurser.dk
ISBN: 1517018722
ISBN-13: 978-1517018726

KURSUSBOG

Denne bog dækker en del af baggrundsmaterialet til kurset
"Forskningsprocessen – start og styring".

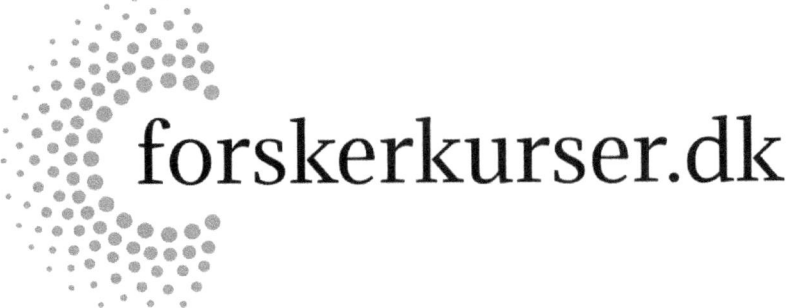

Indholdsfortegnelse

FORORD

Dette er kursusbogen til Start og styring, et 1-dags kursus udbudt af forskerkurser.dk. Bogen kan læses selvstændigt, men udbyttet vil være større, hvis man deltager i det tilhørende 1-dags kursus.

I bogen gennemgår vi en række af de problemstillinger, som man typisk vil møde i starten af ens forskerkarriere. Dette er f.eks. overvejelser om den gode ansættelse som forsker, valg af projekt, valg af vejleder, forventninger til ansættelsesforløbet, time-management, kritiske faser i forskningsprocessen, håndtering og forebyggelse af stress, den gode idé, fondsansøgninger, studietyper og kvalitetsvurdering, guidelines, registrering af forsøg, tilladelser, litteratursøgning, referencestyring, protokol, spørgeskemaer, kvalitativ forskning, Good Clinical Practice (GCP), praktisk data-management, programmer og hjælpemidler.

Formålet med denne bog og det tilhørende kursus er at afdramatisere forskningsforløbet, så det bliver nemmere at komme i gang. Emnemæssigt dækker bogen og det tilhørende kursus tiden fra før start på forskningsforløbet, og indtil data foreligger klar til analyse. Det andet kursus med tilhørende kursusbog (Skriv og publicer) dækker perioden fra data foreligger, og indtil artiklen er publiceret.

God læselyst!!!

Den gode ansættelse som forsker

Når vi ser tilbage på de forskere vi har vejledt gennem tiderne, så er der nogle klassiske problemer. Disse problemer er gengangere, som vi kan se opstår på bestemte tidspunkter i forskningsprocessen. Man kan næsten tale om en "3-måneders-depression", men hvis man er opmærksom, så kan det selvfølgelig undgås. Dette er et forsøg på at identificere de vanskelige dele af forskningsprocessen, og hvad man kan gøre for at afhjælpe dem, så man kan få det bedste ud af et forskningsforløb.

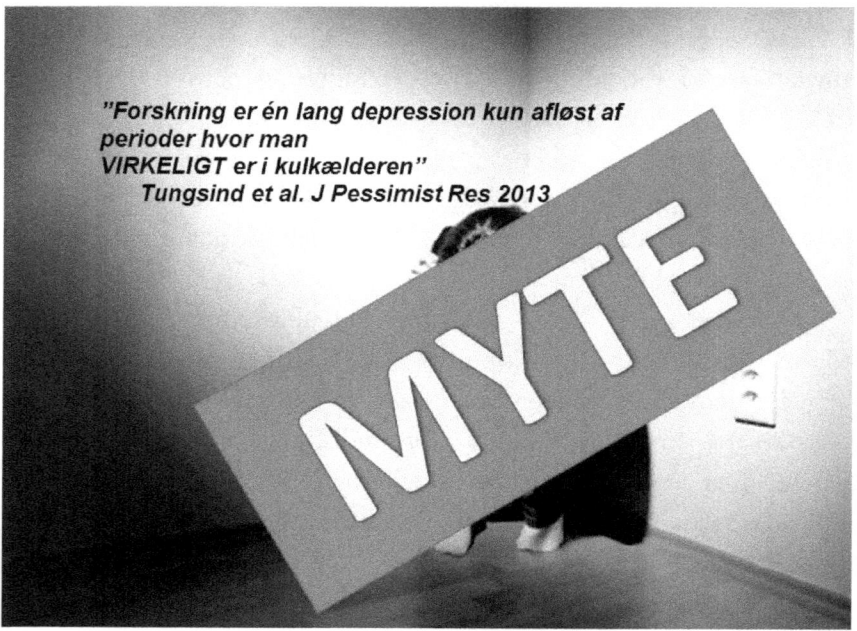

Myten er, at forskning af en lang depression, kun afløst af perioder, hvor man virkelig er i kulkælderen. Mange gamle og nye forskere mener, at dette er essensen af en forskningsansættelse. Vi har heldigvis været vidne til, at der er flere og flere af de forskere som vi har vejledt, som kommer ud og er rigtig glade for deres ansættelsesforløb. Så det er altså en myte!

valg af projekt

- **betyder det noget**
  - skal jeg forske i mit specialevalg
  - hvad betyder noget ved stillingsansøgning
  - hvad betyder noget ved fondsansøgning
- **det vigtige er**
  - vejleder/vejledergruppe
  - lokalmiljøet
  - din egen lyst!

forskerkurser.dk

Et typisk emne, som kan give bekymring før man kommer i gang, er om man har valgt det rigtige forskningsemne. Dette er imidlertid slet ikke afgørende – og så måske alligevel. Det er ikke vigtigt for det videre karriere-forløb. Det er helt ligegyldigt, hvad du har forsket i her i starten af din forskningskarriere. På dette tidspunkt handler det kun om at vise aktivitet, dvs. at man kan mestre processen, og at man har vilje til at køre projekter igennem helt til publikation. Det er denne energi (og evner selvfølgelig), som man vurderer.

Det er derfor ligegyldigt set fra et karriere-mæssigt synspunkt, om du forsker indenfor det speciale, som du vil ende i. Det betyder ikke noget ved stillingsansøgning og heller ikke ved fondsansøgninger i starten af din karriere. Det er først, når du skal søge din slutstilling (f.eks. overlæge), at det får en betydning. Her skal du være ekspert indenfor et mindre klinisk område, og derfor skal din forskning med årene rettes mod et specifikt område. I starten er det dog uvæsentligt, idet det her mere handler om at vise energi, evner og vilje.

Det vigtige for dit valg af projekt er dog mere dit valg af vejleder eller vejledergruppe. Det er det lokale forsker-miljø, som du skal fungere i, som har en betydning. Du skal føle dig hjemme både fagligt og socialt, og du skal føle, at du får et tilskud af energi ved at befinde dig i dit lokale miljø fremfor det modsatte. Det skal nemlig være lystbetonet at forske, for ellers går det i stå. Forskning er så tidskrævende en proces, så hvis du ikke har lysten med, så går det simpelt hen i stå.

vejleder

- PhD: hovedvejleder
- PhD: projektvejleder
- PhD: øvrige vejledere

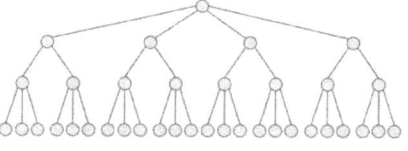

- vejleder for
forskningsårsstuderende

forskerkurser.dk

Til et PhD forløb er der definerede funktioner for henholdsvis hovedvejleder, projektvejleder og øvrige vejledere.

Hovedvejlederen skal være ansat på Fakultetet som enten professor eller lektor. En hovedvejleder kan maksimalt være hovedvejleder for 6 PhD-studerende ad gangen. Projektvejlederen skal have et akademisk niveau svarende til mindst lektor, men behøver ikke at være ansat på fakultetet. En såkaldt øvrig vejleder eller medvejleder skal have kvalifikationer inden for det relevante fagområde, men behøver ikke at være ansat på fakultetet.

En vejleder for en forskningsårsstuderende skal være fakultetsansat professor eller lektor. I en større forskningsenhed kan man dog med fordel organisere sig som på figuren dvs. med vejledere indskudt i flere niveauer. Der skal dog altid være en ansvarlig vejleder, som er fakultetsansat.

valg af vejleder

- **afgørende faktorer**
  - **– kemi**
  - **– tid**
  - **– få eller mange forskere i gruppen**
- **din vejleder bliver**
  - **– din mentor**
  - **– din fortrolige**
  - **– din ven**

forskerkurser.dk

Det afgørende ved valg af vejleder er dels, om I fungere godt sammen. Der skal være en god kemi mellem jer. Dette er vigtigt, for du kommer til at bruge meget tid sammen med din vejleder. Din vejleder bliver på mange områder (ikke kun det forskningsmæssige) din fortrolige og undertiden næsten din ven. Der vil være gode og dårlige perioder i dit forskningsforløb, og du skal gerne kune betro dig til din vejleder om både godt og dårligt.

En anden vigtig faktor er selvfølgelig, om din vejleder har tid til at tage sig af dig. Du skal være ret sikker på, at du ikke bliver ladt i stikken, så hvis din kommende vejleder har meget travlt, tit er væk, og har mange andre at vejlede udover dig, så skal du måske overveje det en ekstra gang. Det kan måske gå, hvis der er en struktur med flere "mellem-vejledere", så du alligevel kan få den nødvendige hjælp, selvom din formelle vejleder er ude at rejse. Det er derfor en samlet afvejning af fordele og ulemper, som skal afgøre, om du har valgt rigtigt.

vejleder

- **forventningsafstemning**
- **aftaler**
- **ansættelses-"kontrakt"**
- **kan man skifte vejleder undervejs**
- **potentielle konflikter**
  - **hvem ejer data, hvem kan publicere**
  - **ophavsret til opfindelser**
  - **almen dårlig kemi**

forskerkurser.dk

Når man skal starte en længerevarende forskningsforløb med en vejleder, så kan man måske være fristet til at helgardere sig med udarbejdelse af skriftlige aftaler. Vi vil dog gerne advare mod en sådan holdning. Forholdet mellem vejleder og forsker skal bygge på tillid, og bare det at man udfærdiger sådanne skriftlige aftaler, vil være en slags mistillids-erklæring fra starten.

Hvis det imidlertid går helt galt undervejs, og du ikke kan få det til at fungere med din vejleder, så kan man godt skifte vejleder undervejs. Det er selvfølgelig lettest i et forskningsår, men også i et regelret PhD forløb er der mulighed for at skifte vejleder. Hvis man skifter vejleder skal der redegøres for årsagen overfor PhD-skolen, og både den studerende og den afgående og tilgående vejleder skal underskrive anmodningen om vejlederskift. Hvis hovedvejlederen skifter job og derved ikke længere er ansat ved fakultetet, er det et krav at der tildeles en ny fakultetsvejleder. Dette gælder også, hvis hovedvejlederen pensioneres undervejs i PhD forløbet.

Man kan forestille sig forskellige typer af konflikter undervejs i et forløb, og der har været enkelte tilfælde, hvor den PhD-studerende er kommet i klemme, idet vejlederen gjorde krav på de indhentede videnskabelige data, så den PhD-studerende ikke kunne publicere sine fund. Der er imidlertid ret klare regler om rettigheder til data og ophavsret til opfindelser, så det burde nu til dags kunne løses – om nødvendigt med hjælp fra universitetets jurister. Inden du bliver alt for bekymret vil vi dog gerne understrege, at sådanne alvorlige uenigheder er yderst sjældne, så lad være med at tænk for meget over sådan noget. Hellere bruge energien og fokus på den spændende forskning og de mange dertilhørende opgaver.

vejleder

- forventningsafstemning
- aftaler
- ansættelses-"
- kan ma   vejs
- pc
  - h   em kan publicere
  - oph   opfindelser
  - almer uarlig kemi

bliv nu ikke for bekymret !

forskerkurser.dk

Time-management, hverdag, arbejdsmiljø

- forventninger til ansættelsesforløbet
- forskningsprocessen – kritiske faser
- effektivisering af tid
  - forhold til vejleder / samarbejdspartnere
  - at være en del af en gruppe
- 1-års / 3-års / 5-års plan

forskerkurser.dk

Først er det vigtigt at klarlægge, hvilke forventninger man har til sit ansættelsesforløb. Det næste vi diskuterer, er de dyk, der vil komme undervejs. Disse dyk er naturlige, og de kan til en vis grad forebygges. Derefter diskuterer vi, hvordan vi kan effektivisere tiden i forhold til de opgaver, der er på daglig basis. Dette inkluderer, hvordan man skal inkludere sin vejleder og samarbejdspartnere til at være en del af en gruppe. Til sidst diskuterer vi værdien af en personlig 1-års plan, 3-års plan og 5-års plan, og hvad det har af fordele, når man gør det på den måde.

forventninger til ansættelsesforløbet

- **hvad betyder det at være forsker?**
- **hvor mange timer skal jeg lægge i det?**
- **hvad forventes af mig?**
- **hvad forventer jeg af min vejleder?**

forskerkurser.dk

Hvad betyder det at være forsker? Hvor mange timer skal jeg lægge i det? Det er utrolig vigtigt, at man gør sig gode overvejelser, før man starter i et forskningsforløb. Hvis man har forventninger om, at det her skal være en 37 timers ansættelse, hvor man møder kl. 08.00 hver morgen og går præcis kl. 15.15 hver eftermiddag, så skal man ikke ansættes som forsker. Det er måske lidt provokerende at sige det så håndfast, men det er vores holdning. Der er selvfølgelig en hverdag udenfor forskningen, der også skal passes. Man må bare tage med i sine overvejelser, at en forskningsproces ikke er noget, der naturligt passer ind i et normalt arbejdsskema. Der vil være perioder, hvor man har noget tom tid og derfor kan gå lidt tidligt, og så er der andre perioder, hvor man lægger 80 timer om ugen. Det afhænger selvfølgelig af de projekter man har med at gøre. Hvis man skal tage blodprøver hver time i 3 døgn i træk, så giver det sig selv, hvor mange timer, man lægger i det. Det er det, der skal til, for at der kommer god kvalitet ud af den forskning, man laver. I andre perioder vil der så tilsvarende være mindre at lave.

Ligesom til ansættelsessamtale, skal man have den grundige snak med sig selv og drøfte med sin vejleder, hvad det er, der forventes af en. Her er det også vigtigt, at klarlægge, hvis man har nogle begrænsninger i forhold til ansættelsen. Det er vigtigt, at få det formuleret fra starten af. Hvis der er forventninger, der ikke bliver imødekommet fra begge sider, kan det skabe frustration.

kritiske faser i forskningsprocessen

- **protokolfase**
  - **første selvstændige opgave**
  - **korrespondance**
    - vejleder(e)
    - øvrige samarbejdspartnere
    - myndigheder (Datatilsyn, VEK, SST etc.)
- **dataindsamling**
  - **langstrakt !**
  - **det går <u>aldrig</u> som man tror! (Lasagna's law)**
  - **oftest alene**

forskerkurser.dk

Protokolfasen

Protokolfasen er oftest den første selvstændige opgave. Der er en del korrespondance frem og tilbage med vejlederen, andre samarbejdspartnere i projektet og myndigheder. Det er meget bureaukratisk, og det er noget, der tager tid. Det må ikke undervurderes, at det er en hård periode. Man står og venter som en hest i startbåsen med det, man gerne vil i gang med. Det kan være svært at affinde sig med, når man gerne vil i gang med at lave det projekt, man har i tankerne, men får først lov til at starte om 2½ måned. Start med realistiske forventninger til den tid, det vil tage at være i en protokolfase.

Dataindsamlingen

Det er oftest en langstrakt proces i de fleste forskningsprojekter, og det går aldrig, som man tror. Der er mange velmenende forskere, der har planlagt for kort tid til denne periode, og ender med en dårlig oplevelse og overskredne deadlines. Det er Lasagna´s lov, at det aldrig går som planlagt. Det var en af pionererne i klinisk farmakologi, den amerikanske Louis Lasagne, som beskrev i 1970 et også i nutiden velkendt fænomen i kliniske forsøg: Forekomsten af patienter falder skarpt, når et klinisk forsøg begynder og vender tilbage til sit oprindelige niveau, så snart forsøget er afsluttet. Det er meget besynderligt fænomen, men ikke desto mindre ofte sandt. Man skal derfor være forberedt på, at det er en proces. Den kan være frustrerende, fordi man ikke selv kan styre den. Dataindsamlingen er oftest en proces, hvor man er alene. Det er en selv, der står med ansvaret for, at de data, der skal bruges, bliver indsamlet.

kritiske faser i forskningsprocessen

- **analyse fase**
  - oftest vanskelig proces
  - "p-mani"
  - afhængighed af andre
  - klimaks
- **manuskript fasen**
  - ny rolle i den kreative proces
  - man er den limiterende faktor
  - pres fra vejleder(e) / medforfattere

forskerkurser.dk

Analysefasen

Analysefasen giver udfordringer. Vi frygter alle sammen de ofte meget komplicerede statistiske beregninger. Vi er nervøse for, at det bliver avanceret matematik på astronomiske højder. I skal ikke være bange for, at det bliver for indviklet, I skal bare kunne forstå og lave de analyser, I har brug for. Noget der fylder meget i analysefasen er p-værdier. De er selvfølgelig afgørende, men den kan fylde så meget af ens verden i analysefasen, at den kan enten være årsagen til, at man går i mani og er superglad og giver en runde til alle, eller at man trækker sig over i et hjørne og bliver deprimeret, fordi den viser 0,06. Sådan skal det selvfølgelig ikke være. Derfor er det vigtigt, at man har en realistisk forestilling om, hvad en p-værdi betyder. Det er vigtigt at holde for øje, at negativ forskning også er god forskning.

Manuskriptfasen

Lige pludselig går man fra at sidde og regne p-værdierne ud, præsentere data og lave figurerne, til at komme over i en mere kreativ fase. Dette kan være en belastende fase. Her er det jer, der er den begrænsende faktor. Her vil I begynde at mærke, at vejlederne og medforfatterne begynder at blive lidt utålmodige. Der er frister der skal overholdes, og dette giver naturligvis lidt pres.

kritiske faser i forskningsprocessen

- **publikationsfasen**
  - **– ude af egne hænder**
  - **– sjældent "hole-in-one"**
  - **– langvarig!**

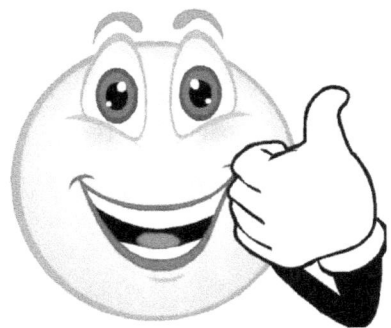

Publikationsfasen

Nu er manuskriftet ude af egne hænder. Det er frustrerende i den sammenhæng, at vi ikke rammer det rigtige tidsskrift med en impact factor på 10 hver gang. Nogle gange skal artiklen gennem mange tidsskrifter, før de endelig har forstået hvor brillant det er og accepterer den. Man skal dog aldrig opgive. Den skal nok ende med at blive publiceret. Man skal lade være med at lade sig frustrere, og man skal bare videre med det sammen. Det kan altså være en langvarig proces at få publiceret sin artikel.

kritiske faser i forskningsprocessen - what to do?

- **protokolfase**
  - **– opmærksom på ventetider**
    - • så vidt muligt parallel arbejdsindsats
  - **– sørg for at have minimum 1-2 andre "skriveopgaver" på bordet**
    - • kasuistik, statusartikel, systematisk review

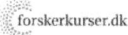

forskerkurser.dk

Her er nogle tricks for at komme igennem de forskellige faser.

Protokolfase

Det er vigtigt at være opmærksom på ventetiderne og have en realistisk forventning til, hvor lang tid det tager at få de godkendelser, man skal bruge. Undersøg svarfristerne. På den måde ved man præcist på hvilket tidspunkt, man kan forvente, at man er færdige med Videnskabsetisk Komite, Sundhedsstyrelsen eller Datatilsynet. Man skal have 1-2 andre skriveopgaver på skrivebordet i denne periode. Det er for at forebygge denne her meget velkendte 3-måneders depression, som typisk kan udløses af arbejdspausen, hvor man venter på godkendelser. Sørg for, at I har noget på skrivebordet.

En kasuistik, en statusartikel, et systematisk review er alle gode eksempler. Sørg for at være effektive, så der kommer fremskridt. Der skal være overlap tidsmæssigt mellem de forskellige opgaver. Sørg for hele tiden, at jeres opgaver er parallelle. På den måde kan man effektivisere tiden.

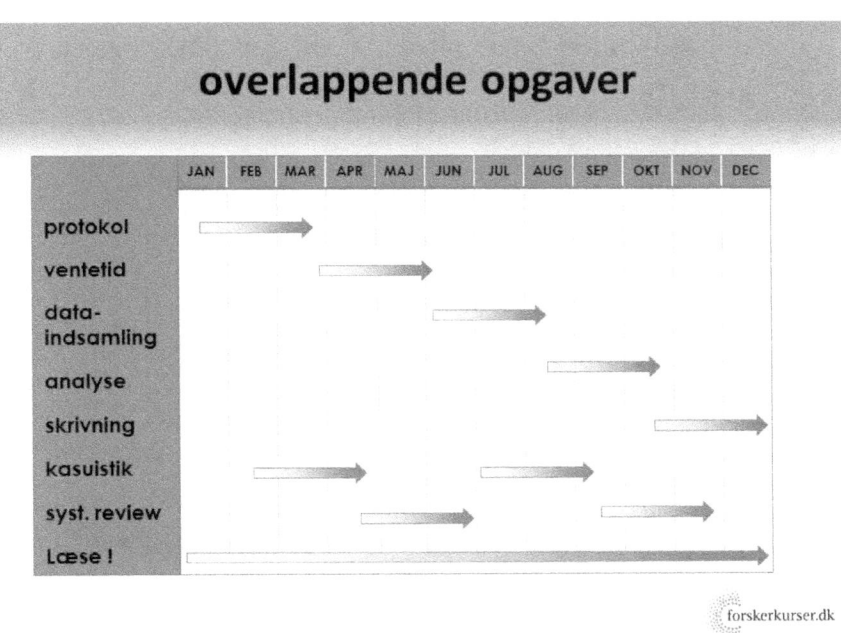

forskerkurser.dk

Hvordan holder man sig løbende opdateret?

Det vælter ud med ny litteratur hver eneste dag, og det er i et tempo, at det selv for den mest flittige og den skarpeste vil være helt umuligt at læse det hele. Det er derfor nødvendigt at lave sig nogle rutiner, så man får skimmet i hvert fald det vigtigste løbende.

husk at læse artikler løbende

- **generel opdatering**
  - the big five (six), e-tocs
    - NEJM, Lancet, BMJ, JAMA, Ann Int Med, (PLOS Med)
  - UFL, DMJ
- **specifik opdatering**
  - screene udvalgte tidsskrifter hver måned
  - abonnere på pubmed søgning

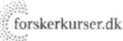

forskerkurser.dk

Det kan anbefales, at man både holder sig orienteret alment og specifikt. Alment kan men med fordel skimme de store almene tidsskrifter hver uge. Det er New England Journal of Medicine, The Lancet, BMJ, JAMA, Annals of Internal Medicine og så den nye spiller på banen PLOS Medicine. På denne måde vil du være bredt orienteret om, hvad der er af helt friske nyheder og væsentlige forskningsresultater, som potentielt vil flytte på vores kliniske hverdag.

Det hører sig også til at være orienteret på den hjemlige front, og her er det selvfølgelig et must at læse Ugeskrift for Læger og Danish Medical Journal.

Alle disse tidsskrifter har såkaldte e-tocs, dvs. elektroniske table of contents, som man gratis kan abonnere på. På denne måde får du deres indholdsfortegnelser direkte i din indbakke.

KIRURGISKE TIDSSKRIFTER – JACOB ROSENBERG – 2015 – HERLEV HOSPITAL									
Google Scholar. (skriv forfatter + tekst kan af og til finde artiklen)	British Journal of Surgery 0007-1323	Am Journal of Surgery 0002-9610	Annals af Surgery 0003-4932	Archives of Surgery 2168-6254	Digestive Surgery (hver anden) 0253-4886	SURGERY 0039-6060	J Am Coll Surg 1072-7515	Langenbe Arch of Surgery (hver anden) 1435-2443	World J Surgery 0364-2313
JANUAR	×	×	×	×	×	×	×	×	×
FEBRUAR	×	×	×	×	×	×	×	×	×
MARTS	×	×	×	×	×	×	×	×	×
APRIL	×	×	×	×	×	×	×	×	×
MAJ	×	×	×	×	×	×	×	×	×
JUNI	×	×	×	×		×	×		×
JULI	×	×	×		×	×			×
AUGUST		×							
SEPTEMBER									
OKTOBER									
NOVEMBER									
DECEMBER									

Det er lidt vanskeligere for den specifikke løbende opdatering, dvs. hvordan man følger med i sit specifikke forskningsfelt. Man kan gratis abonnere på specifikke søgninger i PubMed, så hver gang der kommer en ny artikel med dine specifikke kodeord, så får du en email. Erfaringen er dog, at man alligevel kan misse noget, så vi anbefaler, at man som supplement udvælger sig en række tidsskrifter, som man så skimmer hver måned, eller hvor tit de nu udkommer. De fleste af de specialiserede tidsskrifter har e-tocs ligesom de store almene, men hvis man skal være helt sikker, så tjekker man dem manuelt (stadig på nettet selvfølgelig). Det betyder, at man har en liste med tidsskrifternes navne og de forskellige måneder, og når man har haft den pågældende måneds udgivelse i hånden, så får den et kryds på skemaet. På denne måde holder man sig orienteret bredt indenfor sit speciale, og samtidig fanger man også vigtige udgivelser i sit eget forskningsfelt. Hvis det så oven i købet kombineres med løbende abonnement på specifikke PubMed søgeord, så er man ret godt dækket ind.

kritiske faser i forskningsprocessen - what to do?

- **dataindsamling**
  - **– planlæg dette godt**
  - **– pilot-fase**
  - **– struktur-struktur-struktur**
  - **– forventet tid til dataindsamling skal ganges med 2**
    - **undgå falske forventninger**
  - **– giv dig selv "fri" til andre opgaver i perioder såfremt der er langvarig dataindsamling**
    - **så vidt muligt sørg for at indsende 1-2 artikler ind til publikation**

forskerkurser.dk

Dataindsamling

Det vigtigste i denne fase er at erkende, hvad det er, der er begrænsninger. Sørg for planlægning og at have en god, solid struktur. Noget af det, der kan være med til at få sat dæmper på ens nervøsitet og angst, er at inkorporere en pilotfase i et projekt. Sørg for at kende det standardforløb, I kommer til at have for en enkelt, 2, 4 eller 10 patienter afhængig af, hvilket studie det er. Så får I et realistisk billede af, hvad det drejer sig om, og en god fornemmelse af, hvor lang tid denne dataindsamling kan komme til at vare. Man skal undgå falske forventninger. Lad være med at regne med, at der går den tid, I planlægger til det. Det kan sagtens tage 2 eller 3 gange så lang tid.

Dataindsamling er virkelig en hård fase. Der er dog nogle tricks til at forebygge udfordringerne. Det der kan give energi er, at man kan afslutte de andre skriveopgaver, man har undervejs og får afsluttet andre sideprojekter. Så selvom dataindsamlingen fylder meget i en periode, så er det en virkelig god idé at give tid til andre parallelle opgaver, gerne skrive-opgaver. Så bevarer man gejsten selv i perioder med intens dataindsamling, hvor det undertiden kan virke svært at bevare det gode humør.

kritiske faser i forskningsprocessen – what to do?

- **analysefase**
  - "stick to the plan"
  - tæt dialog til vejleder / statistisk bistand
  - tålmodighed!
  - sjældent tid til andre opgaver – intens fase

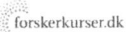
forskerkurser.dk

Analysefasen

Der er mange, der har det der med, at gå direkte til den uparrede t-test eller en regressionsanalyse og så trykke analyse, og så står man i spænding og venter på sin p-værdi. Tag det roligt. Hold jer til planen. Sørg for, at der er struktur i data-analysefasen. Sørg for at brug tid på at forstå data, det giver også bedre forskningskvalitet, det er der ingen tvivl om. Sørg for at sætte tid af til det, så analysefasen ikke bare er et spørgsmål om, at man venter på en p-værdi.

kritiske faser i forskningsprocessen - what to do?

- **manuskript fase**
  - **– the CPO-way!**
  - **– slå "autopiloten" til her!**
  - **– mere overskud til andre opgaver**

forskerkurser.dk

Manuskriptfasen

Det giver en stor tilfredsstillelse at gøre det "the CPO way", det vil sige at diktere sin artikel på en dag. Brug den tid der skal til på dispositionen, data-analyse og fortolkning samt baggrundslitteraturen. Det giver en stor tilfredshed at forberede sig meget grundigt og stramt struktureret og så diktere hele artiklen på en enkelt dag. Det kan klart anbefales.

Effektivisering af tid

Alle forskere kommer i tidsproblemer og har behov for at se på deres hverdag med kritiske briller. Hvordan kan man vride flere effektive arbejdstimer ud af ens i forvejen travle hverdag? Vi kan lige så godt sige med det samme, at multi-tasking ikke er løsningen.

commitment

- **lad være at putte ting i kalenderen du ikke kan udføre!**
- **En kalender giver ikke mening såfremt der ikke er tiden til det**
  - **– giver i stedet frustration!**
  - **– parkér opgaverne på en "to do liste"**
  - **– meld ud!**

forskerkurser.dk

Hvad kan vi så gøre for at effektivisere tiden?

Lad være med at putte ting i kalenderen, man ikke kan udføre. Det nytter ikke noget, hvis man har lagt to ugers arbejde på 1½ dag. Sørg for, at I kun ligger ting i kalenderen, som I ved, at I har tid til.

Hvis I vil tage noget af stresset af, så tag de opgaver I kan se I ikke får tid til i en uge, og sæt dem på en to-do liste. Marker opgaven og læg den væk. Der er alle mulige apps man kan bruge til formålet. Lad være med at bruge mental energi på det. Væk med det og fortsæt så med de opgaver, I har sat tid af til. Det er frustrerende at have opgaver, som man ikke har tid til. Hvis der er nogle vigtige opgaver, som I ved, I skal have lavet, men I bare ikke har tid til, så er det vigtigt at melde det ud til vejlederen. På den måde bliver der forventningsafstemt. Hvis vejlederen forventer, at en artikel/opgave skal løses i en uge og I kan se, at I ikke har tid, så meld det ud. Skriv en mail, der er der ingen skam i, hvis I blot forklarer, at I ikke har tid i denne uge, men kan tage opgaven i næste uge. Dette gør, at I ikke bliver stressede, og vejlederen ved, hvad der sker.

time versus task

- **se på din dag med "tidsbriller"**
- **sæt tid af til den opgave der skal løses og fokusér 100 % på dette**

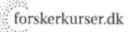
forskerkurser.dk

Se på jeres dage med tidsbriller. Sæt tid af til den opgave, der skal løses og fokuser 100 % på den. Sørg for, at I ved, hvor meget tid I skal bruge på individuelle opgaver. Det giver fokus og mulighed for at koncentrere sig og løse opgaven effektivt og i allerhøjeste grad også tidseffektivt.

kompromisløs sjov!

- **skab tid til det sjove, fornyende og tilfredsstillende**
- **organisér din tid omkring dette**

	Vigtig	uvigtig
akut		
ikke-akutte		

NB!

forskerkurser.dk

Når man ser på opgaver, så kan man dele dem op i vigtige opgaver, uvigtige, akutte og ikke akutte. De vigtige ikke-akutte opgaver kan være lige præcis det, som I synes er sjovt. Sørg for at bygge jeres opgave rundt omkring det, som I ved giver energi, og som I synes er sjovt. Det giver energi til at lave de opgaver, som måske ikke er så spændende, og som er lidt tidsrøvende, eller som kan skabe frustration.

en ting ad gangen

- **multitasking er en myte**
  - **– men man skal alligevel have parallelle opgaver**
- **ethvert skift koster energi**
  - **– nedsat effektivitet**
  - **– nedsat fordybelse !!!!!**

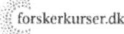
forskerkurser.dk

Hver gang I skal løse en opgave, så bruger I mental energi på det. Hvis man hopper fra den ene opgave til den anden og tilbage igen, kan det sammenlignes med lige at scrolle nogle mails igennem. Kort sagt, lad være med det. Hvis man først åbner en mail, så læser man den. Efter den er læst, skal man svare på den med det samme. Hvis man derimod skimmer mailen, og går videre til en anden arbejdsopgave, får man det ikke gjort færdigt. Sørg for at tage en ting ad gangen, kun en ting, og så bliver man effektiv.

organiser tiden i blokke

- opdel projekter/opgaver i små dele
- afse blokke af tid til disse dele
- tro mod blokkene!

Hvis vi ser tiden i blokke, så opdel projekterne i blokke. Se på tiden, som blokkene tager, og vær så tro mod de blokke. Hvis I har lagt tre blokke af en tid på en dag, så er det vigtigt, at I holder tiden, og I afsætter tiden til den planlagte arbejdsopgave. Hvis I ikke når de to andre ting, som I havde lagt tid af til, så bliver I også frustrerede. Prøv at være realistisk med den tid I lægger af til de forskellige arbejdsopgaver. At se tiden i blokke kan være med til at tage stress væk.

rutine er godt

- gode vaner gør livet nemmere
- det tager ca. 1 måned at opbygge en god vane

Gode vaner

Rutine er godt. Det gør livet nemmere med gode vaner. Det tager ca. en måned at opbygge en god vane. Det er meget individuelt, hvad man synes er en god vane. Hvis man synes, at det giver energi at løbe en tur om morgenen, så prøv at gøre det til en vane, og byg det ind i jeres arbejdsprogram. Hvis det giver mening lige at bruge tid på at læse det nyeste fra the big five, så sæt tid af til det. Læs indholdsfortegnelsen igennem på de tidsskrifter I er interesserede i, eller det som er specielt for jeres fagområde. Sæt tid af til det. Det er en god vane i forhold til jeres akademiske niveau. Det er noget, som, hvis I gør det, øger jeres viden og indsigt i det område I arbejder med, og samtidig giver det tilfredsstillelse og glæde.

først kommer først

- **sæt tid af til de vigtige ting først på dagen**
- **nedsætter risikoen for at de ikke nås**

Set fra et arbejdsmæssigt synspunkt synes der at være udbredt enighed om, at det kan øge produktiviteten, hvis man er A-menneske. Selvom man ikke er A-menneske fra naturens side, så kan man langt hen ad vejen opøve denne rutine, dvs. gøre det til god vane at stå tidligt op. Når først man er kommet ind i vanen, så synes hovedet at fungere bedst i morgentimerne. Så kan man stå op på det tidspunkt og arbejde. Der er ikke så meget forstyrrelse, og man føler ikke, at det tager tid fra familien. Det er smart at tage de arbejdsopgaver, som er svære og som kræver en meget høj grad af opmærksomhed i disse tidlige morgentimer. Når det er løst, så giver det høj energi resten af dagen. Det er ikke fordi, I skal være vækkelsesagtige i forhold til, at man skal være A-menneske, men det er blot vores erfaring, at det virker. Find ud af, hvornår I præsterer bedst og sørg for at løse de vigtigste opgaver der.

fleksibilitet

- **lad være med at fylde hele dagen ud med opgaver**
- **skab plads i slutningen af ugen til "catch-up" tid**
- **arranger kommende tidsblokke**

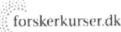

forskerkurser.dk

Der vil komme nye arbejdsopgaver, der skal løses. Sørg for at organisere ugen på en måde, så I har tid de sidste par dage af ugen til at samle sammen på tingene. Det er også smart, at man sidst på ugen begynder at se frem mod den kommende uge og arrangerer sine arbejdsopgaver for den næste uge.

organisér dit miljø

- **omgivelser skal efter bedste evne tilrettes dig og din arbejdsform**
- **fysiske reminders**
- **brug venner og kolleger til at styrke dit arbejdsmiljø**
  - **– meld klart ud**

forskerkurser.dk

Organiser dine omgivelser. Man skal helst arbejde i omgivelser, der fremmer ens arbejdsproces.

Hvis man sidder i et kontormiljø, så er det vigtigt, at man får det signaleret, hvis man har brug for at der er stille omkring en. Omvendt kan det være, at man trives i småsnak og andres selskab, og så er det vigtigt at opsøge dette. Sørg for at organisere miljøet, og sørg for at melde klart ud. Dette gælder også med hensyn til familien. Få meldt klart ud, hvis man har en vigtig dag, eller en vigtig uge. Det kan for det meste lade sig gøre at koordinere familie og arbejde.

Brug fysiske remindere. Hvis det er en løbetur, der giver energi, så sæt løbeskoene på bordet, så I ser, at I skal huske at løbe den dag.

Et ur, hvis det er tidspresset. Sæt nogle reminders rundt omkring, som ligesom faciliterer jeres arbejdsproces.

langsigtede planer

- 1-3-5- års planer
- Arbejdsliv og familie/socialt
- => prioritering af arbejdsopgaver men i særdeleshed også familie og venner
- => sørg for at have en fortrolig!

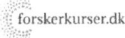
forskerkurser.dk

Vi vil anbefale at lave 1, 3 og 5 års planer. Disse planer skal inddrage alt i ens liv. Man skal forsøge at finde ud af, hvad målet er. Er det ph.d., en disputats, vil jeg være professor, vil jeg få denne her ansættelse på X-købing sygehus eller hvad er det? Hvor ser jeg mig selv om 5 år? Det er meget vigtigt at gøre sig de overvejelser.

Processen er heller ikke så simpel. Den er langvarig. Der er rigtig mange ting, der skal med i den ligning. Hvis man planlægger at få to børn i løbet af de næste 5 år, så giver det formentlig ikke så meget mening, at man også gerne vil have to akademiske grader på den samme tid. Det er vigtigt, at man får det italesat, og det er vigtigt, at man gør sig det selv klart og så også får det signaleret til sine nærmeste, sin familie. Det, der er det vigtige, er selvfølgelig, at man får set sin nutid med nogle helt andre briller. Det får en anden vægt, man kan ligesom bedre sætte sig selv i relief i forhold til de arbejdsopgaver man har og i forhold til sin familie.

Det giver et helikopterperspektiv og giver større mening med de arbejdsopgaver, man er i gang med.

Det handler om at få det formuleret ud, så man også har noget sparring i den proces. Det behøver bestemt ikke at være ens arbejdskollega eller chef. Man må selv finde ud af, hvem man har lyst til at dele det med. Det er en meget personlig ting.

Mht. de professionelle langsigtede planer er MUS-samtalen oplagt. Her kan man opdatere langtidsplanerne sammen med sin chef. Det kan anbefales, at man er ærlig mht. til, hvad det er man forventer i forhold til ens arbejdssituation. Det er her I kan få input. Hvor ser jeres chef/vejleder jeres kompetence? Er planerne realistiske? Det er en god konstruktiv samtale, der kan sørge for, at man ikke spilder tid på at gå ind i en proces, som ikke er givtig.

team-work

- **non-kompetitivt internt**
- **kompetitivt eksternt**

- **tilbyd din hjælp uden nødvendigvis at skulle være medforfatter**
- **forfatterskab følger strikt ICMJE-kriterierne og aftales tidligt i forløbet**

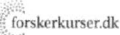
forskerkurser.dk

Når man arbejder i en forskningsenhed med flere ansatte, så er det afgørende, at de menneskelige relationer fungerer. Man skal føle sig som en del af en enhed, og her kommer begrebet "team-work" selvfølgelig på banen. Det er eget vigtigt, at man får skabt denne fælles-følelse, hvor alle føler et sammenhold. En slags "os mod verden". Det betyder, at man internt i forskningsenheden skal gøre alt for at hjælpe hinanden og skal så at sige vokse sammen. Så kan man være nok så konkurrence-minded udadtil, dvs. overfor andre forskningsgrupper rundt i verden, men internt, der må man hjælpe hinanden. Dette betyder helt konkret, at man sagtens kan give en hånd med uden nødvendigvis at skulle være nedforfatter på en artikel. Der er en udefineret grænse for, hvor meget man skal være involveret, for at et forfatterskab kommer på tale. Vedr. forfatterskab, så skal man altid strikt overholde Vancouverreglerne.

Criteria for authorship (www.icmje.org)

authorship is based on substantial contributions to __all__ these 4 criteria:

1. conception and design, acquisition of data, or analysis and interpretation of data
2. drafting the article or revising it critically for important intellectual content
3. final approval of the version to be published
4. multicenter accountability

forskerkurser.dk

I kan se, at Vancouver regel nummer 1 handler bl.a. om hjælp til data-indsamling. Hvor meget man konkret skal præstere her er ikke nærmere defineret, så der er selvfølgelig en del elastik i det. Vores anbefaling er derfor, at man konkret tager diskussionen i forskergruppen og ikke mindst med vejlederen, så man kan såkaldt "forventnings-afstemme" meget tidligt i forløbet. Vores klare holdning her er, at der skal en hel del arbejde til, før man kan kvalificere sig til et forfatterskab. Og så skal man selvfølelig også opfylde de andre forfatterskabs-kriterier, men det er normalt ikke svært at håndtere.

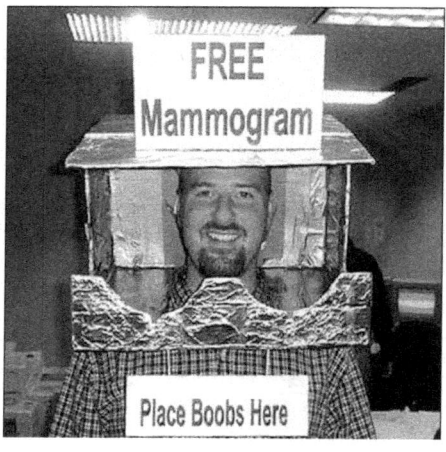

Det er ikke sjældent, at man møder en hel del bekymring faktisk før forskningen overhovedet er kommet i gang. Det handler typisk om, det er muligt at forene en forskningsansættelse med et godt privatliv. Selvfølgelig er det et essentielt spørgsmål, og så alligevel ikke. Fordi forskningen glider på en eller anden sammen med privatlivet, så man opfatter det ikke som to modsatrettede størrelser. Der går ikke lang tid, så bliver forskningen som en hobby eller en god fritidsbeskæftigelse, så man mærker det ikke som en belastning af privatlivet. F.eks. er denne tekst skrevet en søndag morgen, hvor resten af familien sover. Det gør man selvfølgelig kun, hvis man har lyst til det, og lige akkurat sådan er følelsen med forskningsopgaverne. De er præget af lyst, og virker ikke som en sur pligt. Så vores helt klare råd her, er at undlade at tænke på det som to helt modsatrettede størrelser, dvs. forskning og privatliv. Når det så er sagt, er der alligevel nogle faldgruber, som man skal være opmærksom på.

hvordan undgår du stress

- **adskille arbejde og familie-tid**
- **hvis du skal arbejde, så tag på arbejde**
- **parkere opgaver på en to-do-list**
- **find ud af, hvordan du slapper af – det kan være hvad som helst**
- **sørg for at få arbejdet gjort !**
- **travlhed giver ikke stress – stress kommer af det du IKKE når**

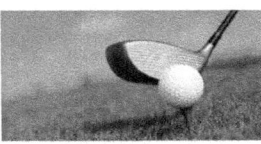
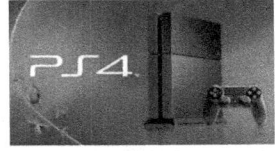
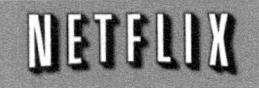

forskerkurser.dk

I stedet for at fokusere på, om man nu må undgå andre gøremål, hvis man laver forskning, så vil vi hellere fokusere på, hvordan man kan undgå stress. Stresshåndtering er overordentlig vigtig, når man er i en forskningskarriere, og det hænger også sammen med, hvordan man forener forskningen med sit privatliv.

Overordnet set, bliver man ikke stresset af at have travlt. Dette er en udbredt misforståelse. Man bliver stresset af det, man IKKE når. Dvs. hvis man har for mange bolde i luften og ønsker at gøre det hele, men så kun når noget af det, så er det grobund for udvikling af stress.

Hvis du har kone eller mand og børn, så nytter det ikke at forsøge at skrive en artikel samtidig med, at du skal give din familie nærvær og opmærksomhed. Det er derfor en god idé at lave nogle arbejdsrutiner, hvor tingene ikke blandes sammen. Det kan f.eks. være at blive længere på arbejdet, hvis noget er vigtigt og skal gøres her. Når du så kommer hjem, så er det med fuld opmærksomhed og nærvær.

Et andet fif er at bruge en to-do-liste. Hvis der er noget, som du kan se ikke kan nås i dag, så skriv det på din to-do-liste til en anden dag. Så er det mentalt parkeret og ligger ikke og ulmer i hovedet (og giver stress). Det er et meget effektivt værktøj mod stress, og der findes en række fremragende apps til dette formål. Vores aktuelle favorit er Wunderlist, men der er mange forskellige på markedet. Den eneste faldgrube her er selvfølgelig, hvis man ikke tømmer listen ind imellem. Den skal derfor være et kontinuerligt arbejdsredskab.

Endelig kan det klart anbefales at analysere, hvordan du bedst slapper af. Her menes mental afslapning. Dette er helt forskelligt fra person til person, men tænk over det. Det er vigtigt ind imellem at give sig selv et velfortjent pusterum, hvor hjernen går på stand-by.

find dags-rytme, hvor arbejdet bliver gjort

5.00	vågne
5.00-6.15	arbejde
6.15-7.00	gøre klar
7.00	tage på arbejde
7.45-17.00	arbejde
17.00-23.00	familie tid (IKKE arbejde!)

generelt lave det vigtigste arbejde først

forskerkurser.dk

Vi har tidligere berørt det med at have en fornuftig døgnrytme. Det er ikke for at være frelst, men det øger produktiviteten og sænker stress-niveauet, hvis man skubber sin døgnrytme et par timer. Hvis du står tidligt op og allerede her tager hul på arbejdet, så falder stress-niveauet markant allerede her tidligt på dagen. Og man er meget effektiv i disse tidlige morgentimer, hvor intet andet forstyrrer. Det er også derfor, at man med fordel kan lægge de vigtige arbejdsopgaver her til de tidlige morgentimer.

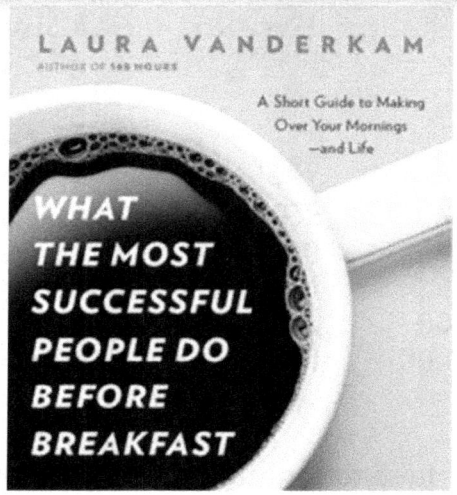

find dags-rytme, hvor arbejdet bliver gjort

LAURA VANDERKAM

A Short Guide to Making
Over Your Mornings
—and Life

WHAT
THE MOST
SUCCESSFUL
PEOPLE DO
BEFORE
BREAKFAST

forskerkurser.dk ,

Hende her Laura Vanderkam, hun har forstået det. Denne lille bog var i en lang periode bestseller på Kindle og har solgt millioner af eksemplarer. Den er bestemt læseværdig. Man føler sig nærmest tændt af en hellig flamme, når man har læst den. Det handler netop om at fokusere på de første par timer af dagen som en speciel nærmest hellig tid. Dette tidsrum skal i den grad have ens fokus, fordi man her lægger grunden til resten af dagens produktivitet og glæde. Hun gennemgår bl.a. hvad forskellige business chefer bruger deres morgentimer til, og det er spændende læsning! Det er så forskellige ting som at bede til gud, tage i fitness centeret, løbe en tur, eller som i den aktuelle kontekst at få noget af det vigtige arbejde fra hånden, så resten af dagen bliver mindre stress-fyldt. Bør læses en gang om året.

det gode forsknings-forløb

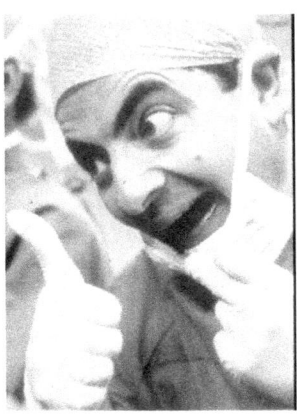

- vælg projekt
- vælg vejleder
- organiser din hverdag stramt
- giv tid til andet også
- arbejde versus familie
- overlappende opgaver
- læs!
- lav årsplaner
- team-work, hjælp hinanden
- stå tidligt op

forskerkurser.dk

Så vi skal konkludere på dette første vigtige emne, så kan vi anbefale, at du nok ikke skal fokusere så meget på valg af projekt, men mere på valg af vejleder og forskningsmiljø. Det er dette, som bliver din omgivelser i hverdagen, og så skal projektet nok blive spændende. Alt er jo spændende, når først man får lov til at fordybe sig.

Når først du kommer i gang med din forskningsperiode, så se på din hverdag i tidsblokke. Tiden bør organiseres rimelig stramt, så du får noget fra hånden. Dette giver stor tilfredsstillelse og mindre stress. Husk at stress får ikke at have travlt men derimod kun af det, som ikke får gjort. Brug derfor en to-do-liste til at parkere igangværende og kommende opgaver, så de ikke ligge og ulmer i dit nervesystem. Det er i det hele taget afgørende at undgå stress, og her kommer det med privatliv og familie/venner ind i billedet. Sørg for at gøre arbejdet færdigt, mens du er på arbejde, og så kan man fokusere på det hjemlige, når man kommer hjem. Det er en farlig cocktail at blande tingene sammen, så man hjemme forsøger at lave arbejde samtidig med at familien skal have opmærksomhed. Det er derfor også en god idé at stå op før de andre i husstanden, så man kan lave arbejde i dette stille tidsrum uden at genere familien. Og husk, man er meget mere effektiv og koncentreret om morgenen end senere på dagen, vir der er alle mulige forstyrrelser.

Man kan også få stress af ikke at have noget at lave. Derfor er det vigtigt at have flere samtidige arbejdsopgaver eller projekter på sin to-do-liste. S kan man altid tage noget frem, hvis der bliver en stille periode i et projekt. Så flere samtidige projekter er en klar anbefaling. Men husk at parkere dem, når de ikke er nødvendige, så man ikke halser efter at nå det hele uden at kunne gøre det.

Idéfase & design

Hvordan fås en god ide?

Det sværeste i hele processen....
- Umuligt at tvinge frem (desværre)

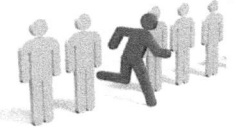

Metoder:
- Kreativ, opsøgende, undrende, tænk nyt, stil spørgsmål

- Mange forskningsprojekter ligger "skjult" i afdelinger
  - Indsigt og erfaring i arbejdsgange og procedurer

forskerkurser.dk

Når man skal få en idé til en artikel er det noget af det sværeste i hele processen. Det er meget svært som ny, yngre forsker at vurdere om en idé har tilstrækkelig kvalitet eller ej og det er derfor ret essentielt, at man allierer sig med en ældre og mere erfaren kollega. Det er meget svært at tvinge gode idéer frem. Når man skal forsøge at få idéer til nye projekter eller artikler bør man i samarbejde med mere erfarne og ældre kolleger være kreativ, opsøgende, undrende og man kan sagtens starte med at stille spørgsmål ved de eksisterende behandlinger og procedurer på en klinisk afdeling. Det er overraskende få ting der er god evidens vor at vi praktiserer. Man skal ligeledes være opmærksom på, at mange af de mere erfarne ældre klinisk ansatte, oftest overlæger/ speciallæger/professorer igennem årene har været involveret i en del dataindsamling, der sjældent alt sammen er publiceret, hvorfor de oftest vil have mange gode idéer og projekter liggende i "skuffen".

"So-what ?"

"Who-cares ?"

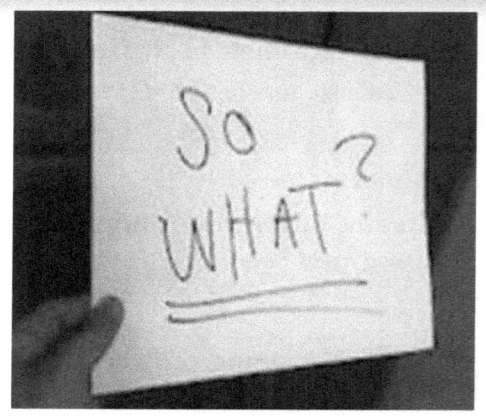

forskerkurser.dk

Når man så har fået en god idé er det vigtigt, at man forsøger at applicere en form for kritiske spørgsmål til denne idé. Det kunne f.eks. være who cares ? og so what ? med dette menes, at det skal være relevant for en specifik målgruppe og det skal gerne have en form for enten videnskabelig eller klinisk impact at man undersøger dette forskningsspørgsmål til bunds. Hvis man, når man applicerer disse 2 spørgsmål, synes at det er relevant at gå videre med forskningsspørgsmålet, skal man på en måde omsætte idéen til en undersøgelse og sluttelig til et manuskript, der kan publiceres.

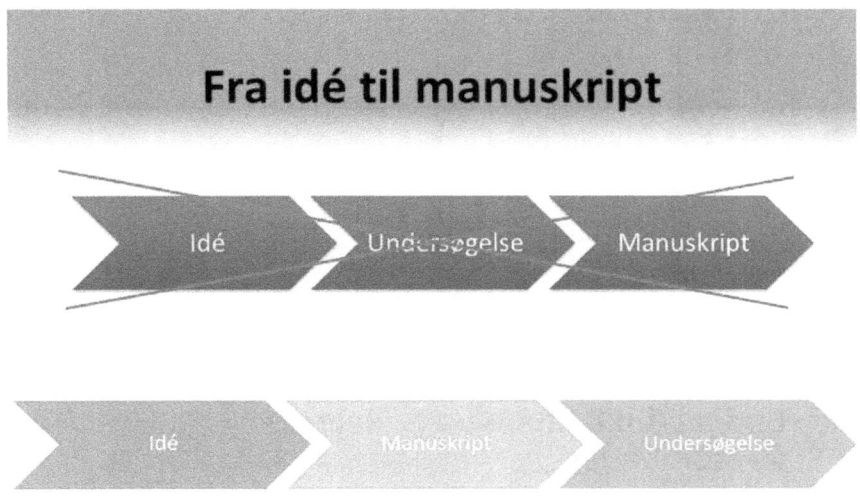

Her er det nærliggende at tænke processen igennem fra idé til undersøgelse til manuskript. Vi vil dog opfordre til, at man i stedet tænker manuskriptet ind tidligere i processen. Med dette mener vi, at man via sin ældre, mere erfarne kollega forsøger at få overblik over, hvad det er for en type data og grafisk tabelmæssig og manuskriptmæssig fremstilling af data man ønsker i selve manuskriptet inden man laver undersøgelsen. På denne måde kan man forsøge at sikre, at man indsamler den korrekte data på den rigtige måde og at man dermed slipper for dobbeltarbejde samt at man opnår det ønskede resultat. Det kan eksempelvis være, at man ønsker en grafisk fremstilling af noget overlevelsesdata, hvorfor man derfor tidligt i processen skal indtænke, at der kan indsamles noget data, som kan fremstilles på denne måde.

Økonomi, fondsansøgninger

Hvad skal ansøgningen indeholde?

- **Følgebrev**
- **Lægmandsbeskrivelse**
- **Projektbeskrivelse**
- **Budget (inkl. tilbud fra relevante virksomheder)**
- **CV**
- **Anbefaling**
- **Støtteerklæring**

forskerkurser.dk

En fondsansøgning skal indeholde:

- Et følgebrev
- En lægmandsbeskrivelse
- En projektbeskrivelse
- Et budget (inkl. tilbud fra relevante virksomheder)
- CV for ansøger og undertiden fra vejleder
- En anbefaling fra vejleder
- En støtteerklæring

En af de vigtigste ting ved en ansøgning til et projekt er, at fonden får et gennemarbejdet, gennemtænkt, troværdigt og gennemførligt projekt fremlagt. Nyhedsværdien og vigtigheden af projektet i et større perspektiv skal fremhæves. Helt overordnet skal ansøgningen fremstå gennemarbejdet. Hvis der er sjusk i ansøgningen som f.eks. noget så simpelt som fejl i referencelistens opstilling, så giver det et indtryk af rod. Hvis man ikke kan holde tungen lige i munden i en ansøgning, så går det måske på samme måde med forskningen. Sådan kan et medlem af fondsbestyrelsen måske tænke. Så for alt i verden, brug meget tid på ansøgningen, den skal fintunes ned i mindste detalje og fremstå lækker og gennemarbejdet. Dette betyder rigtig meget.

Følgebrev

- **Forside**
  - **Kontaktoplysninger**
  - **Stilling**
  - **Ansøgt beløb**
  - **Tidligere søgt hos Fonden (hvis det ikke fremgår anden sted i ansøgningen)**
  - **Projektperiode**
  - **Nøgleord (fondsspecifikke)**

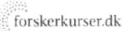

Enhver fondsansøgning ledsages af et følgebrev. Kun en sjælden gang frabeder fonden sig specifikt et sådant følgebrev og man indsender kun et skema med bilag. Et typisk følgebrev indeholder selvfølgelig kontaktoplysninger fra ansøgeren samt ansøgerens stilling og også det ansøgte beløb og hvad beløbet skal gå til. Undertiden kan man også anføre om man tidligere har søgt og fået bevilliget penge fra den samme fond og projektperioden, dvs. hvornår pengene skal bruges kan også være en gavnlig oplysning på selve følgebrevet. Pas dog endelig på med at lave følgebrevet for langt da det ikke er ansøgning i sig selv. Det er kun en "appetizer" til fondsbestyrelsen. Tonen er selvfølgelig venlig, men heller ikke for overstrømmende. Det skal ikke være så man får kvalme af at læse følgebrevet.

Følgebrev

- **Hvorfor søges denne fond?**
- **Projektets betydning**
  - **For afdeling**
  - **For forskning**
  - **For patienter**
- **Praktiske muligheder for gennemførelse af projektet**
- **Fuld-/delfinanciering, kontooplysninger, fordel for fonden (reklame?)**

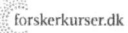 forskerkurser.dk

Det kan være godt at udspecificere hvorfor man søger netop denne fond. F.eks. hvis man ansøger Trygfonden om et beløb til at øge sikkerheden for patienterne under deres indlæggelse, så er det selvfølgelig relevant at betone dette i følgebrevet, idet man så rammer plet i fondens formålsparagraf. Tilsvarende til andre fonde kan det være gavnligt at fokusere på fondens primære formål i følgebrevet. Herudover er det gavnligt at betone projektets betydning, specielt for patienterne selvfølgelig. Vil man gøre det bedre for patienterne fremover? Dækker det kun nationale forhold eller har det også videre implikationer. Endelig er det meget vigtigt at man beskriver de praktiske muligheder for gennemførelse af projektet. Ingen fonde vil give penge til et projekt som må stoppe halvvejs pga. f.eks. manglende patienter eller andre problemer.

Lægmandsbeskrivelse

- **Længde: max. 1 side**
- **SÆLG dit projekt**
- **Hvorfor er det vigtigt**
- **Formål**
- **Hypotese**
- **Perspektiver**
  - **Hvad forventer du at din forskning kan betyde**

- **Husk at det er det første der læses!**

forskerkurser.dk

De fleste fonde vil have en specifik lægmandsbeskrivelse som typisk ikke fylder mere end ½ - 1 side. Det er her du skal sælge dit projekt til bedømmeren i fondsbestyrelsen. Man skal gøre det klart, hvorfor projektet er vigtigt og hvad formålet med projektet er. Berør endvidere perspektiverne – dvs. hvad man har af forventninger til resultaterne og hvad det har af betydning for patienterne på lang sigt. Det er vigtigt at huske at det ofte er lægmandsbeskrivelsen som læses først, og det skal give lyst til at læse videre.

Projektbeskrivelse/protokolresume

• Titel...

Ny behandling til uhelbredeligt syge	Decentral og mere effektiv behandling af leversyge misbrugere
Stamcellebehandling til hjertesyge	Forebyggelse af demens
Evidens for behandling af muskelskader	Målrettet og skræddersyet kræftbehandling
På sporet af årsagen til Type 2-sukkersyge	Forebyggelse af pludselig død blandt psykisk syge unge
Laserbehandling af hudkræft	Årsagerne til psykisk sygdom
Ny behandling til genoplivede patienter	Kan en glutenfri diæt forebygge sukkersyge?
Aktiv rygestopindsats til patienter med leddegigt	Har nyresyge patienter gavn af ny blodfortyndende medicin?
Færre med lammelse efter slagtilfælde	Målrettet behandling af patienter med tarm- og æggestokkræft
Der er kemi i luften	Mindsker allergi risikoen for at få kræft?
Målrettet fysisk træning til KOL-patienter	
Målrettet forebyggelse af hjerte-karsygdom hos nyresyge	
Smertemekanismerne i migræneanfald	

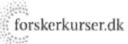

forskerkurser.dk

Selve ansøgningens titel eller projektets titel er selvfølgelig meget vigtig da det er det første indtryk man får. Hvis man ser på en række nyligt bevilliget midler til projekter, så er titlerne rimelig "catchy". Pas dog på selvfølgelig ikke at gøre det for poppet, men det skal alligevel vække læserens interesse, så man er positivt stemt når man skal læse videre i ansøgningen.

Projektbeskrivelse/protokolresume

- **Introduktion (max. ¼ side)**
  - Formål
  - Mål
- **Baggrund (1/2-1 side)**
  - Hvad er der af tidligere forskningsresultater på området
  - Klinisk praksis i dag
  - Dine/forfattergruppens kvalifikationer

forskerkurser.dk

Projektbeskrivelsen er selvfølgelig den tunge del af ansøgningen og dette tager ofte rimelig lang tid at udarbejde. Det starter med en introduktion på max. ¼ side hvor man tydeligt angiver formålet med projektet. Herefter følger et baggrundsafsnit, hvor man gennemgår hvad der foreligger af tidligere forskningsresultater på området, og hvorfor det er nødvendigt at lave aktuelle forskning. Dette vil typisk være hvis klinisk praksis i dag adskiller sig fra det man gerne vil opnå igennem projekterne. Det er endvidere en god idé at betone kvalifikationerne i forskergruppen. Det er dels dine egne, men i særdeleshed backup-gruppen i den seniorer stab. Her vil man med fordel kunne alliere sig med folk som har specifikke kompetencer, som vil være gavnlig for projektets gennemførelse. Tænk derfor grundigt over at etablere en backing-group til dit forskningsprojekt så det fremstår gennemførligt på meget højt internationalt niveau. Dette vil øge chancen for bevilling markant.

Projektbeskrivelse/protokolresume

- **Metode (ca. 1 side)**
  - Studie design
  - Antal patienter (og styrkeberegning)
  - Forsøgets forløb
  - Etiske overvejelser og godkendelser (VEK og datatilsynet)
- **Formidling**
  - Planlagte publikationer, konferencer, aviser...
  - Omsætning af viden til praksis

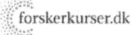
forskerkurser.dk

Herefter følger typisk en metodebeskrivelse, hvor man i detaljer redegør for studiets design og antallet af patienter inkl. en regelret styrkeberegning. Brug en del kræfter på det med patientantallet, idet det ofte er her projektets gennemførlighed vil kunne aflæses. Det er derfor meget vigtigt at være realistisk og hvis der f.eks. skal bruges mange patienter må man detaljeret redegøre for sine overvejelser vedr. dette, dvs. mulighederne for at køre det som multicenterstudie eller lignende.

Der skal endvidere være et specifikt afsnit om planerne om formidling af forskningsresultaterne. Dette kan måske synes trivielt, idet vi selvfølgelig altid publicerer vores resultater i international videnskabelige tidsskrifter. Hvis der imidlertid er tale om resultater som kan få stor betydning for patienterne vil det være godt også at indtænke en mere populær videnskabelig formidling sideløbende med den traditionelle akademiske publikation.

Budget

- **Så realistisk som muligt (dvs. konkrete budget poster)**
- **Medtag alle udgifter**
- **Redegør for medfinanciering**

Budgettet skal være så realistisk som overhovedet muligt, og det er meget vigtigt at medtage alle omkostningerne. Hvis man anvender en budgetopstilling med afrundede udgiftsposter f.eks. 1.000 kroner i stedet for 938 kroner, så kan det måske give et indtryk af "laissez faire" på det økonomiske område og dette er selvfølgelig på ingen måde intentionen i en fondsansøgning. Det er derfor alt andet lige gavnligt, at medtage budgetposter med så nøjagtigt et beløb som det kan lade sig gøre. Der skal endvidere grundigt redegøres for medfinansiering fra andre kilder, så ens opstilling indeholder det nødvendige beløb, mulighed for finansiering fra anden side og så endelig hvad den aktuelle ansøgning indebærer. De fleste fonde vil hellere give penge hvis de ser, at der allerede er andre der har støttet det i forvejen. Kun enkelte fonde betoner, at de skal være de eneste bidragydere, men dette vil ofte fremgå ret tydeligt af vejledningen.

CV

- **Kontaktoplysninger**
- **Uddannelser**
- **Nuværende og tidl. ansættelser**
- **Legater og priser (evt.)**
- **Konferencer (evt.)**
- **Publikationer (opstillet som referencer og UDEN fejl!)**
- **hold det kortfattet og kun med relevant indhold – dvs. redigeres hver gang**

forskerkurser.dk

Herefter følger et traditionelt curriculum vitae fra ansøger og undertiden også fra vejledere. Dit CV skal indeholde kontaktoplysning om uddannelse samt nuværende og tidligere ansættelser. Har du haft mange ansættelser kan dette punkt måske udelades, da det simpelthen vil fylde for meget. Det afgørende i dit CV er publikationslisten, som skal opstilles som referencer og uden fejl! Skal man holde sig 100 % til de uskrevne regler, så anfører man kun publikationer som allerede er publicerede eller er accepteret til publikation. Imidlertid vil man ofte have også nogle publikationer som er submitted til et tidsskrift og det kan være en god idé alligevel at skrive disse på listen, så man hermed signalerer at der er et højt aktivitetsniveau. Skriv dog ikke artikler på som er under udarbejdelse – dette virker for latterligt.

Anbefaling fra vejleder

- **Hvorfor er projektet vigtigt**
- **Ros af ansøgeren (hvorfor er det den rette til udførelse af projektet)**
- **At der bliver stillet faciliteter til rådighed**

forskerkurser.dk

Anbefaling fra vejleder

Skrives af vejleder (kan dog godt skrives af en selv og rettes til af vejleder). Husk at der skal være underskrift og dato fra vejleder.

Skal indeholde:

- Hvem er ansøgeren?
- Hvad handler projektet om?
- Hvorfor er projektet vigtigt at støtte?
- Hvorfor er ansøger den rette til at modtage støtte?
- At der er stillet faciliteter til rådighed for ansøger.

Støtteerklæring

- **Fra afdelingsledelsen**
- **Skal printes på officielt papir (hospitalets logo)**

- **Pointe: fortælle at der er kendskab og opbakning til dit projekt**
  - Hvem er brevet til
  - Navn på forsker(e) der står bag projektet
  - Et par linjer om projektet (beviser at afsender ved hvad det drejer sig om)
  - Understreg at de fornødne ressourcer er tilstede
  - Daterede UNDERSKRIFTER!!

forskerkurser.dk

Støtteerklæring

En støtteerklæring er en erklæring fra afdelingsledelsen der skal give udtryk for at de har kendskab til projektet og at der er fuld opbakning fra afdelingen.

Skal indeholde:

- Hvem brevet er til
- Navn(e) på forsker(e) bag projektet
- Et par linjer om projektet som udtryk for at de ved hvad det drejer sig om
- Understreg at de fornødne ressourcer er tilstede
- Daterede underskrifter

OBS

- **Læs opslaget grundigt**
- **Gå i gang i god tid (min. 4 uger før)**

- **Hvornår og hvor meget skal vejleder involveres?**

forskerkurser.dk

Andet

Husk at gå i gang med at skrive fondsansøgninger i god tid. Det kan hurtigt tage lang tid. Når ansøgningen er skrevet skal den sendes til vejleder, der så retter den igennem.

Fonde

Kan bl.a. findes på www.finansieringsdatabasen.dk

Studietyper og kvalitetsvurdering

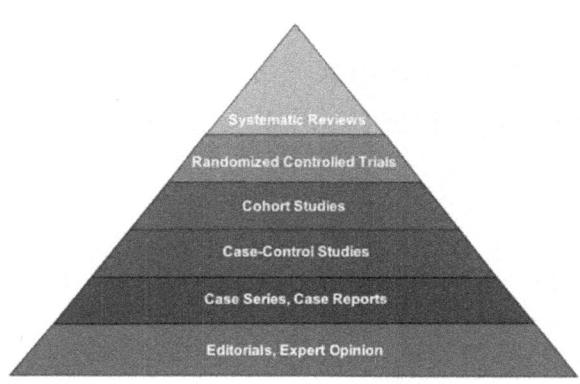

forskerkurser.dk

Evidensklasser

At noget er evident betyder, at det er bevist og ved endelig at bevise en påstand, gøres den til en sandhed. Dog kan en videnskabelig påstand sjældent bevises fuldstændigt og uden forbehold. Betegnelsen "videnskabelig evidens" inddeles derfor i grader og bruges som et udtryk for troværdighed af et videnskabeligt studie.

Man inddeler evidens efter, hvorvidt en videnskabelig hypotese er endeligt bevist af studiets resultater, eller om resultaterne er for usikre til at bevise den endelige sammenhæng. Hvor god evidensen er i et studie afhænger af studiets størrelse (antal patienter) og især af studiets design. Et design med mange svagheder giver usikre resultater, hvorimod et studie design med få fejl giver mere troværdige resultater.

Systematiske fejl i studiedesigns kaldes bias og er med til at skrævvride resultaterne væk fra de sande værdier. Bias omtales mere detaljeret senere i dette kapitel. For at undgå bias anvendes bl.a.

metoderne randomisering og blinding (se senere). Ved disse metoder mindskes eller elimineres bias, så den endelige årsagssammenhæng i højere grad kan bevises. Generelt kan man sige, at jo højere evidensklasse des mindre risiko for bias og dermed større kvalitet og troværdighed af resultaterne. Studier af lavere evidensklasser er typisk mere præget af bias, hvorved man må tillægge resultaterne mindre værdi.

Evidensklasser kan inddeles efter Oxford Centre for Evidense Based Medicine's inddeling, som inddeling fra 1 til 5, hvor hvert tal kan underinddeles med A, B og C. Den højeste evidens er randomiserede, kontrollerede forsøg (1A, 1B), herefter kommer kohorte undersøgelser (2A, 2B), case kontrol studier (3A, 3B) og studier med lavere evidens (4-5).

Randomiserede kontrollerede forsøg (RCT):

- 1a: systematisk review eller metaanalyse af randomiserede, kontrollerede forsøg (RCT)
- 1b: randomiserede, kontrollerede forsøg (RCT)

Kohorte undersøgelser:

- 2a: systematisk review af kohorte undersøgelser
- 2b: evidens fra kohorte undersøgelse

Case-control undersøgelser:

- 3a: evidens fra systematisk review af case-kontrol undersøgelser
- 3b: evidens fra case-kontrol undersøgelser

Andet:

- 4+5: ekspertkomiteer, kasuistikker, ledere og mindre patienter-serier

---

Systematiske reviews og meta-analyser

Et review er en gennemgang af litteraturen inden for et bestemt område. Man undersøger en specifik hypotese ud fra eksisterende studier/artikler på området og forsøger derved at give et overblik over resultaterne for emnet.

Et systematisk review er et review med en detaljeret metodebeskrivelse, dvs. i selve artiklen er metodeafsnittet, inkl. den nøjagtige litteratursøgningsstrategi samt kriterier for udvælgelse af studier, så nøje beskrevet, at metoden og resultaterne kan genskabes fuldstændig. Det overordnede formål med et systematisk review er at klarlægge graden af evidens på et område.

PRISMA

Til udarbejdelse af systematiske reviews inden for biomedicinsk forskning findes specifikke guidelines. PRISMA (Preferred Reporting Items for Systematic Reviews and Meta-Analyses) giver en detaljeret check-liste for, hvordan man med fordel kan opbygge et systematisk review. Ved at følge disse guidelines sikrer man sig at opfylde de alment accepterede standarder, som kræves af de fleste større tidsskifter.

Flowchart

Ifølge PRISMA skal man i et systematisk review angive et flow-chart for studie-selektionen (se eksempel). På denne måde kan man fuldstændigt redegøre for, i hvilke databaser studierne er fundet og følge inklusion og eksklusion af studierne.

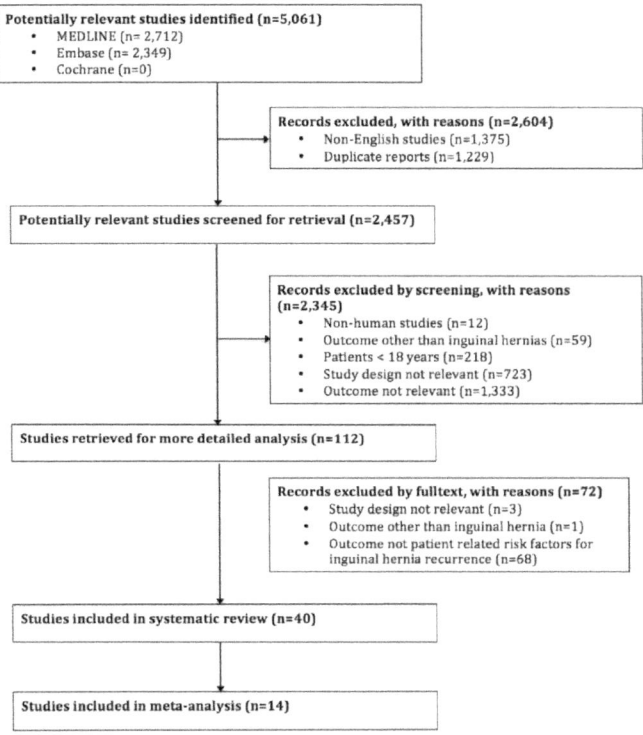

Kvalitativt review og meta-analyse

Et systematisk review kaldes kvalitativt analytisk, hvis man foretager en overordnet sammenligning og vurdering af de inkluderede studiers resultater.

Et systematisk review kan overbygges med en kvantitativ analytisk del i form af en meta-analyse. I en meta-analyse undersøges samme variabel rapporteret i flere studier ved en statistisk analyse. Denne analyse giver et samlet bud på, hvad resultaterne for alle studierne viser. I tilfælde af, at studierne hver især er for små til at udtale sig endeligt om en sammenhæng, kan en meta-analyse give et bud på, hvorvidt sammenhængen eksisterer, når studiernes resultater samles. En sådan meta-analyse stiller store krav til at studierne er sammenlignelige (høj grad af homogenitet), da meta-analysen ellers kan give misvisende resultater. En dybere beskrivelse af meta-analysen ligger udenfor formålet af denne bog.

Kvalitetsvurdering af systematiske reviews og meta-analyser

Et systematisk review kan laves på alle slags studiedesigns. Det skal dog bemærkes, at et systematisk review kun er af højeste evidensklasse, såfremt det er foretaget på randomiserede, kontrollerede studier. Det vil også typisk være disse studiedesigns, hvorpå det er muligt at foretage en meta-analyse.

Man vurderer kvaliteten af et systematisk review for at klarlægge, hvor meget værdi man kan tillægge konklusionen i artiklen. I tilfælde af at et review bibringer ny viden, f.eks. hvis der hidtil har været uenighed om en specifik hypotese, kan et systematisk review sammenligne litteraturen og give et endeligt bud på den reelle sammenhæng.

Kvalitetsvurdering af metoden

For at vurdere kvaliteten af reviewets metode fokuseres i første omgang på litteratursøgningen. Kan denne genskabes og er den fyldestgørende, dvs. er det sandsynligt, at litteratursøgningen har fået alle relevante studier med på området? Dernæst vurderes de kriterier, der er sat op for at inkludere studierne i reviewet. Er disse kriterier relevante for at undersøge den specifikke problemstilling – og risikerer man at ekskludere studier, der vil være relevante at have med?

Kvalitetsvurdering af inkluderede studier

En central del af kvalitetsvurderingen er naturligvis kvaliteten af de inkluderede studier. Dvs. hvilke studiedesigns har reviewet fokuseret på? Jævnfør ovenstående er det naturligvis bedst, hvis det primært er kontrollerede, randomiserede studier. Men ikke alle videnskabelige hypoteser kan undersøges med dette studiedesign, og i nogle tilfælde vil lavere evidensklasser være den bedst mulige evidens.

Dernæst kigges på, hvorvidt man i reviewet har lavet en biasvurdering af de inkluderede studier. For randomiserede studier vil man typisk vurdere kvaliteten af randomisering processen, om allokeringen til grupperne er skjult sufficient, blindingsmetoden, rapportering af manglende resultater (missing outcomes) og om der er foretaget selektiv rapportering af outcome (se under randomiserede, kontrollerede studier og bias-vurdering).

Overordnet er det nødvendigt at vurdere, hvorvidt studierne er sammenlignelige, dvs. undersøger de den samme tilstand hos patienterne på den samme måde. Hvis der er for stor forskel (heterogenitet) mellem studierne, kan man ikke nødvendigvis sammenligne resultaterne. Laves metaanalyse på resultaterne, bør man analysere og tage stilling til graden af heterogenitet.

Publikationsbias

Når man klarlægger evidens på et område, er det vigtigt at undersøge for eventuel publikationsbias. Publikationsbias opstår, fordi forskere i højere grad vil være tilbøjelige til at publicere og have nemmere ved at få publiceret positive resultater, f.eks. studier hvor man viser en gavnlig effekt af en ny behandling. Studier, der ikke viser nogen effekt af behandlingen, vil derimod være mindre tilbøjelige til at blive publiceret, da nyhedsværdien er mindre og derved knap så interessant for et tidsskrift.

Er der meget publikationsbias på et område, kan man risikere at få et ubalanceret billede af de faktiske resultaterne. Herved kan man fejlagtigt fristes til at tro, at der er en positiv effekt af en behandling. Ved meta-analyser analyseres publikationsbias ved hjælp af funnel plots. Er en analyse behæftet med publikationsbias, må man tage forbehold for dette, enten ved at ikke at lave meta-analysen på det konkrete område eller ved at tage højde for det i konklusionen.

Konklusionen

Når man vurderer den endelige konklusion på et systematisk review, analyseres hvorvidt denne svarer til kvaliteten af den tilgængelige evidens på området. Dvs. konkluderer man noget på et for løst grundlag, eller findes den nødvendige evidens til at drage konklusionen?

Hvad er et RCT?

- **(R)andomized (C)ontrolled (T)rial**

- **Lodtrækningen (randomiseringen)**
  - **fordeling med tilfældighedsprincip til en af flere behandlinger (typisk to: intervention vs. placebo)**

- **Kontrolleret**
  - **Brug af kontrolgruppe (placebo, standardbehandling)**

- **Ens forløb for begge grupper (fraset specifik behandling)**

- **Ingen ved hvem der modtager den aktive behandling (blinding)**

- **Kvalitetsvurdering: Randomisering og blinding**

forskerkurser.dk

Randomiserede kontrollerede studier

Et randomiseret kontrolleret studie kaldes i daglig tale et RCT (engelsk: Randomised Controlled Trial). At et studie er randomiseret betyder, at patienter fordeles med tilfældighedsprincippet til én af flere behandlinger, typisk to. Kontrolleret betyder, at der bruges en kontrolgruppe. Det vil sige, at den ene af de 2 behandlinger er den aktive behandling, og den anden er kontrolbehandlingen.

I medicinforsøg betyder dette ofte, at grupperne modtager hhv. en pille med aktivt stof (behandling) og en pille uden aktivt stof, kaldet placebo.

Målet med et RCT er at skabe 2 grupper af patienter, som er fuldstændig sammenlignelige fraset det ene punkt, hvorvidt patienterne har modtaget den aktive behandling eller placebo. Typisk drejer det sig om medicinforsøg, hvor man vil undersøge en ny slags medicin. Men det kan også dreje sig om kirurgiske forsøg, hvor man sammenligner en ny kirurgisk teknik med den konventionelle. Formålet med RCT'et er at undersøge, om den nye behandling er bedre.

Blinding

En essentiel del af et RCT er kvaliteten af blindingen. Blinding er at skjule viden om, hvorvidt patienten modtager den aktive behandling eller placebo. Blindingen kan både omfatte patienten, behandleren og investigatoren. Jo flere der er blindet des bedre.

Kvalitetsvurdering af randomiserede kontrollerede studier:
Helt overordnet kvalitetsvurderes et RCT efter:

- Forekomst af bias
- Er der et sammenligneligt udgangspunkt og forløb for de 2 grupper?
- Resultaterne har været analyseret som intention-to-treat (ITT) eller per-protokol (PP)?

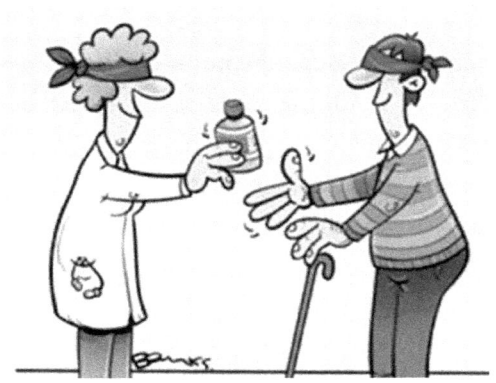

Forekomst af bias

Generelt vil forekomst af bias reducere kvaliteten af studiet og dermed troværdigheden af resultatet. I henhold til Cochrane instituttets guidelines vurderes et RCT for følgende bias:

- Randomisering: Er randomisering gennemført på en troværdig måde, så det er sandsynligt, at det er tilfældigt, hvilken gruppe patienterne er randomiseret til?

- Allocation concealment: Er det muligt, at forudsige hvilken gruppe patienten allokeres til?

- Blinding: Er der foretaget tilstrækkelig blinding af patienterne selv, personale og investigatorer m.h.t. om disse kan vide, hvilken intervention patienterne har fået?

- Ukomplette data: Er der redegjort sufficient for, om data på primære effektparametre er komplette – og hvis ikke – er der redegjort for, hvorfor data mangler?

- Selektiv rapportering af effektparametre: Dette problem henviser til, hvorvidt studiet rapporterer de effektparametre der i første omgang (i protokollen) har været planlagt, eller om man efterfølgende har rapporteret andre parametre, som ved post-hoc analyser har vist sig signifikante.

Er der et sammenligneligt udgangspunkt og forløb for de 2 grupper?

Selvom deltagerne er randomiserede til en given behandling, er det vigtigt at foretage analyser på, hvorvidt de 2 grupper var sammenlignelige fra starten. Ligeledes er det nødvendigt, at studiet klarlægger, om forløbet har været sammenligneligt fraset interventionen for de 2 grupper. Dette være sig både opfølgningen, øvrige behandlinger og målemetoder til vurdering af effektparametre.

Resultaterne har været analyseret som intention to treat (ITT) eller per protokol (PP)?

Ved intention to treat (ITT) opgøres resultaterne med patienten tilhørende den gruppe, de i første omgang blev randomiseret til, uanset om patienten har forladt forsøget eller har skiftet gruppe undervejs. Ved per-protokol analysen (PP) analyseres resultaterne fra de grupper patienterne ender i, uanset hvad de initialt var randomiserede til. ITT giver som udgangspunkt et mere konservativt mål for effekten af studiet og et mere validt mål. Den selektionsbias som kan introduceres i resultaterne ved brug af PP, kan mindskes ved brug af ITT.

Man kan også sige, at ITT analysen afspejler effekten af forsøgsbehandlingen ved implementering i daglig klinisk praksis (hvor nogle af patienterne så alligevel vil modtage en anden behandling af forskellige årsager), og PP analysen mere udtaler sig om den patofysiologiske effekt af forsøgsbehandlingen. Det kan derfor være en rigtig god idé at rapportere resultater fra både ITT og PP analysen af et studie. Hvis der er stor forskel på ITT og PP resultaterne, kan det tyde på, at der har været en høj "drop out" rate i den ene af grupperne, hvilket kan skævvride resultatet (selektionsbias).

Hvad er et kohorte studie?

- **Prospektiv evaluering af eksponering**
  - **Eksponering:**
    - Risikofaktor for udvikling af sygdom (f.eks. fedme for diabetes)
  - **Prospektiv:**
    - Vi følger eksponerede/ikke eksponerede personer fra studiestart og frem i tiden og registrer hvornår/om de bliver syge
- **Eksponerede sammenlignes med ikke eksponerede (kontrol) mht. udvikling af sygdom**
- **Kvalitetsvurdering: Sammenlignelige grupper, frafald**

forskerkurser.dk

Kohortestudier

I dette studiedesign følges patienter med en bestemt eksponering for at undersøge, om eksponeringen disponerer til en bestemt sygdom. En eksponering er en risikofaktor for udvikling af sygdom f.eks. rygning for lungekræft. Studiedesignet vil oftest være prospektivt, og det vil sige, at man følger de eksponerede/ikke eksponerede personer fra studiestart og frem i tiden og registrerer, hvornår/om de bliver syge.

Formålet med studiet er at undersøge en mulig sammenhæng mellem eksponering og sygdom. Det vil sige, at de eksponerede sammenlignes med kontrolgruppen (ikke eksponerede) for at undersøge, om der er forskel på sygdomsforekomsten.

Kvalitetsvurdering af kohortestudier

I et kohortestudie er det vigtigt at vurdere, hvorvidt de eksponerede og ikke eksponerede er sammenlignelige fra start. Fraset eksponeringsstatus bør øvrige patientkarakteristika være så sammenlignelige som muligt. Dette kan ofte være svært, da ekspositionsstatus ofte kan hænge sammen med andre karakteristika. F.eks. er det usandsynligt, at forskellen på rygere og ikke-rygere udelukkende er rygningen, da rygning i selv kan være associeret med andre faktorer (f.eks. alkoholindtag, socialklasse).

Det er vigtigt at vurdere frafaldsraterne i den eksponerede gruppe og kontrolgruppen. Hvis patienterne dropper ud af studiet pga. sygdom, vil dette give et skævt billede af sygdomsforekomsten, hvorfor det ligeledes er vigtigt at registrere frafaldsårsagerne. Ligeledes vil en uens frafaldsrate og årsag i de to gruppe skævvride resultaterne. Optimalt set er frafaldsraterne og -årsagerne ens i de 2 grupper.

Endelig bør man vurdere, om målemetoderne til at registrere eksponeringsstatus, frafaldsrate og -årsag og primære effektparametre er velegnede til formålet, samt om de er ens for alle patienterne, dvs. de eksponerede og de ikke eksponerede. Hvis man f.eks. registrerer eksponeringsstatus og effektparametre i en database, er det vigtigt, at denne er sufficient udfyldt af fagpersoner med relevant viden. Ligeledes kan man i database-baserede kohorte studier ofte være hæmmet af, at databasen har foruddefineret, hvilke effektparametre man kan måle på. Det er således nødvendigt at vurdere, hvorvidt effektparametrene er relevante til evaluering af patienterne i det specifikke studie.

I større befolkningsundersøgelser vil man typisk bruge diagnosekoder til mål for effektparametre. F.eks. defineres patienter med blindtarmsbetændelse, som alle der har fået diagnosekoden for operation for blindtarmsbetændelse. Det er derfor relevant at vurdere, om det at patienten har fået en diagnosekode identificerer alle patienter med sygdommen.

Konfounding

I kohortestudier er konfounding en vigtig årsag til skævvridning eller misfortolkning af resultater. Det er således vigtigt at identificere mulige konfoundere og korrigere for dette fænomen, evt. ved brug af relevant statistik. Dog kan der kun korrigeres for konfoundere, som er kendte, og som er indeholdt i data. Konfounding af ukendt årsag vil således stadig kunne influere på resultaterne.

Konfounding kan opstå, hvis man måler på en variabel, som både er associeret med den primære effektparameter og den reelle årsag. F.eks. vil man, hvis man undersøger sammenhængen mellem alkohol og lungekræft, finde en sammenhæng. Alkohol i sig selv giver ikke øget risiko for lungekræft, men det gør derimod rygning. Da der findes en sammenhæng mellem alkoholforbrug og rygning og samtidig mellem rygning og lungekræft, finder man i sin analyse en falsk sammenhæng mellem alkohol og lungekræft. Man betegner denne årsagssammenhæng mellem alkohol og lungekræft for konfoundet, og konfounderen er rygning.

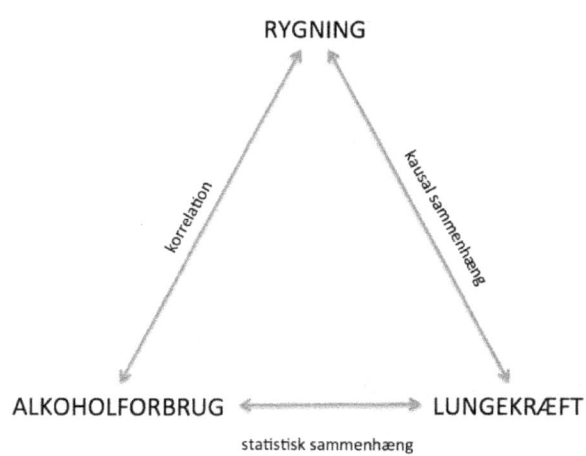

Hvad er et case-kontrol studie?

- Sammenligner personer med sygdom (case) vs. raske personer (kontrol)

- Typisk kigger man tilbage i tiden (retrospektivt) for at identificere årsager/risikofaktorer

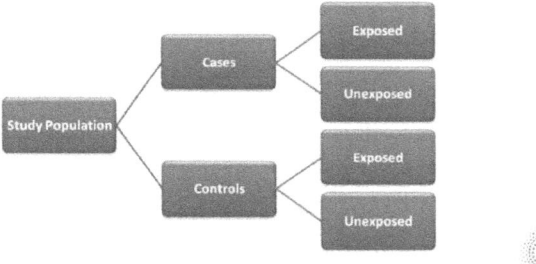

forskerkurser.dk

Case-kontrolstudier

Modsat kohortestudiet, tager dette studiedesign ikke udgangspunkt i eksponering men derimod udgangspunkt i sygdommen. Personer med sygdom (cases) sammenlignes med raske personer (kontroller). Man kigger retrospektivt, dvs. tilbage i tiden, for at identificere mulige årsager/risikofaktorer for udvikling af sygdommen. Årsager og risikofaktorer kan f.eks. identificeres ud fra interview eller journalopgørelser.

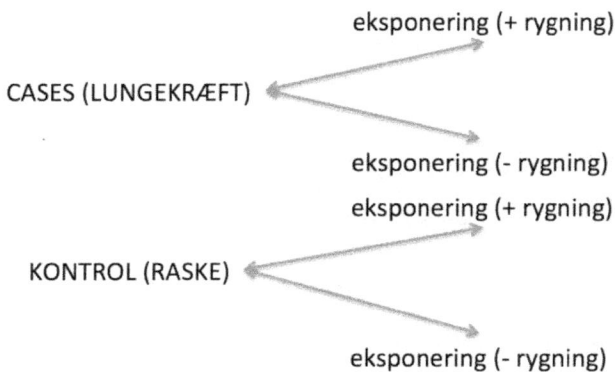

Kvalitetsvurdering af case-kontrolstudier

Man tager udgangspunkt i en population med en bestemt sygdom (cases) og sammenligner med en population uden denne sygdom (kontroller). Det er derfor centralt at vurdere, om case- og kontrolgruppe er sammenlignelige på alle relevante parametre fraset sygdommen. Ligeledes er det essentielt at tage stilling til, hvorvidt populationens karakteristika i studiet ligner den populations, man vil anvende resultaterne på, dvs. de typiske patienter.

Er der forskel på deltagelsesraterne og årsager til frafald/manglende deltagelse i case- og kontrolgruppen, kan dette føre til selektionsbias og dermed en skævvridning af resultaterne. Derfor bør man have kendskab til deltagelsesraterne i de 2 grupper, og denne bør så vidt muligt være ens. Ydermere bør årsagerne til deltagelse og manglende deltagelse om muligt undersøges. Sammenlignet med kohorte-studiet er case-kontrol-studiet i endnu højere grad behæftet med bias. Som udgangspunkt kan man møde de samme typer bias som i RCT'er, men selektionsbias, informationsbias, rapporteringsbias og konfounding forekommer i væsentlig højere grad i observationelle studier.

Selektionsbias

Inden for studiet opstår selektionsbias, som følger af forskel i karakteristika (f.eks. køn, alder, ko-morbiditet) mellem patienterne i de interventions og kontrolgruppen. Denne forskel kan opstå, hvis grupperne er usammenlignelige fra start eller pga. uens deltagelsesrater i case- og kontrolgruppen. Denne type bias kan også gå på, hvorvidt de inkluderede patienter i studiet er repræsentative for den population, man vil anvende resultaterne på.

Eksempel: Man vil undersøge gennemsnitshøjden af amerikanere sammenlignet med europæere. De amerikanere man bruger som case gruppen er udvalgt tilfældigt ud fra en gruppe af basketball spillere. Det siger sig selv, at basketball spillere er højere end gennemsnittet, hvorfor deres gennemsnitshøjde ikke er repræsentativt for hele den amerikanske befolkning.

For at undersøge for selektionsbias bør man sammenligne og rapportere baseline karakteristika for case og kontrol gruppen i studiet.

Informationsbias
Denne slags bias er også hyppig i case-kontrolstudier og drejer sig om, hvorvidt studiet har opnået korrekte informationer fra deltagerne. I disse studier omhandler informationerne ofte viden om eksponering i fortiden, og der kan derfor være problemer med kvaliteten af denne information. Årsagen kan være, at patienterne har svært ved at huske specifikt, om de har været eksponeret eller ej og i hvor høj grad (recall bias). Dette kan f.eks. være, hvornår man startede med at ryge, og hvor mange cigaretter man har røget om dagen hele livet.

En anden form for informationsbias er interviewbias, hvor observatøren, der interviewer patienten, modererer sin interviewform, alt efter om patienten har sygdommen eller ej. Dette kan også være med til at skævvride resultatet. Informationsbias opstår også ved fejl i måleudstyr som giver ukorrekte informationer om konkrete målinger.

En anden form for informationsbias er det såkaldte *social*

desirability bias, hvor patienter, der deltager i en undersøgelse, gerne vil fremstå mere korrekte, end de er. Ofte vil patienter påstå at dyrke mere motion, drikke og ryge mindre, end de faktisk gør, når de bliver adspurgt i et interview.

Guidelines

Formålet med guidelines for rapportering af studier

- **at højne kvaliteten**
- **ensrette rapporteringen af forskellige studietyper**
- **gøre det nemmere for læserne at forstå design, udførelse og analyse af publicerede studier**

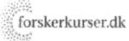
forskerkurser.dk

For at øge kvaliteten af datapræsentation af forskellige videnskabelige artikler samt for at øge transparens i forskningsprocesserne, har man udarbejdet en lang række guidelines for, hvordan data skal præsenteres i forskellige typer artikler. De mest kendte er formentlig CONSORT, som beskriver afrapportering af data fra randomiserede, kliniske forsøg, samt Prisma guidelines, som handler om afrapportering af systematiske reviews og metaanalyser. Der er dog utallige andre guidelines inden for stort set alle emneområder.

Den nemmeste måde at få overblik og finde den relevante guideline for ens aktuelle artikel er ved at tilgå netstedet for Equator Network. Equator Network er en sammenslutning af interesserede personer fra hele verden, og det har en styregruppe med fem medlemmer fra USA og Europa. Formålet med Equator Network er netop at samle alle publicerede guidelines, så de er let tilgængelige for forfatterne.

På hjemmesiden (www.equater-network.org) kan man finde en oversigt med links til samtlige publicerede guidelines fra hele verden. Mange tidsskrifter kræver, at man følger guidelines fra f.eks. CONSORT ved afrapportering af randomiserede, kliniske forsøg. Selvom tidsskriftet måske ikke kræver at man følger en specifik guideline, vil det altid give et positivt indtryk hos redaktøren, hvis forfatteren har gjort sig den umage at finde den relevante guideline og også anføre i artiklen, at man har fulgt den. I tabellen kan man se en liste over nogle af de hyppigst anvendte guidelines, men der er langt flere tilgængelige på Equator-Network's hjemmeside.

Trial design	Guideline forkortelse
Randomised controlled trials	CONSORT
Observational studies in epidemiology	STROBE
Diagnostic accuracy studies	STARD
Biospecimen reporting	BRISQ
Reliability and agreement studies	GRRAS
Systematic reviews and meta-analyses	PRISMA
Qualitative research	COREQ
Quality improvement studies	SQUIRE

equator-network.org

- **224 guidelines på hjemmesiden**
- **specifikke og generiske**
- **brug de generiske, hvor det er muligt – øger chancen for publikation**
- **guideline, tjekliste, flowdiagram, skabelon**

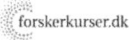

forskerkurser.dk

På Equator network's hjemmeside er der p.t. 224 guidelines. De er opdelt i specifikke og generiske og det er en god idé at anvende de generiske hvor det er muligt idet det øger chancen for publikation. De generiske er ofte kendte af redaktørerne, hvorimod specifikke guidelines ned i mindste detaljer måske ikke er så kendte og anvendte. På Equator network's hjemmeside kan man finde links til de vigtigste generiske guidelines samt checklister, flowdiagrammer, skabeloner m.v. Noget af materialet ligger på specifikke hjemmesider, hvor der er links fra Equator network's hjemmeside.

generiske guidelines

- **Randomiserede kontrollerede studier: CONSORT**
- **Systematisk review og meta-analyse: PRISMA**
- **Observationelle studier: STROBE**
- **Kasuistikker: CARE**
- **Interview og fokusgrupper: COREQ**
- **Syntese af kvalitativ forskning: ENTREQ**

forskerkurser.dk

De vigtigste generiske guidelines er consort for randomiserede kontrollerede studier, PRISMA for systemstiske reviews og meta-analyser, PRISMA-P for den tilhørende guideline for udarbejdelse af en protokol til et systematisk review og meta-analyse, TROBEE for observationelle studier, CARE for kasuistikker, COREQ for interview og fokusgrupper og ENTREQ for syntese akkreditiv forskning. Der findes endvidere en lang række andre generiske guidelines og det er bestemt anbefalelsesværdigt at bruge nogle timer på Equator network's hjemmeside så man er helt fortrolig med indholdet.

links

- **www.consort-statement.org**
- **www.prisma-statement.org**
- **www.strobe-statement.org**
- **www.care-statement.org**
- **www.equator-network.org/reporting-guidelines/coreq**
- **www.equator-network.org/reporting-guidelines/entreq**

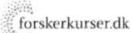

De vigtigste generiske guidelines har deres egne hjemmesider, hvortil der linkes fra Equator network's hjemmeside, f.eks. CONSORT og PRISMA.

Registrering af forsøg

Alle forsøg, som vurderer effekten af behandling og som prospektivt indsamler data vedrørende dette, skal registreres i en offentlig tilgængelig database over igangværende forsøg. Der er mange af disse databaser rundt omkring i Verden, men den største (som også er gratis) er www.clinicaltrials.gov. Det tager skønsmæssigt en times arbejde at registrere sit forsøg i denne database, og tiden er godt givet ud. Årsagen er, at de fleste tidsskrifter ikke vil publicere artiklen, hvis den ikke, inden forsøget er startet, er registreret i en af disse offentlige databaser. Den initiale grund til at indføre denne regel var for at undgå, at f.eks. medicinalindustrien undlader at publicere negative studier eller studier, som viser en høj bivirkningsfrekvens af en given behandling. Siden har det også vist sig at have andre positive effekter, bl.a. for de enkelte forskere.

Det kan være en god hjælp, når man skal designe sit eget forsøg at søge i de offentlige databaser, og se om der samtidig foregår lignende forsøg andre steder. Man kan også få god inspiration til sit forsøgsdesign ved at se i databaserne.

Som anført ovenfor er der kun et registreringskrav ved humane forsøg med prospektiv dataindsamling, og med en veldefineret intervention. Imidlertid er det efterhånden blevet meget hyppigt, at forskere også registrerer f.eks. observationelle studier i databaserne og i www.clinicaltrials.gov er således aktuelt ca. 20% af forsøgene nu rene observationelle studier. Da det kan være svært at kende alle registrene og derved søge i dem alle én for én efter studier af interesse, har WHO heldigvis lavet en hjemmeside, som kan hjælpe. På denne side (apps.who.int/trialsearch), kan man søge samtidigt i samtlige databaser. Databaserne sender data til WHO søgemaskinen én gang om ugen eller én gang hver måned, og data er således stort set fuldt opdateret i denne søgedatabase.

For den typiske forsker som gennemfører et forskerinitieret mindre projekt, kan det måske synes lidt arbejdstungt at skulle registrere sit studie i f.eks. clinicaltrials.gov. Imidlertid vil det gøre mulighederne for publicering betydeligt større, og der er bestemt ingen grund til at undlade registrering, da det er gratis og hurtigt overstået.

Tilladelser

Før man kan starte et forskningsprojekt skal man være sikker på, at man overholder gældende lovgivning, og at man har styr på de tilladelser, der skal foreligge. Mange studier kræver godkendelse af Videnskabs Etisk Komité. Det gælder selvfølgelig i Danmark, men heldigvis også i de fleste andre lande. Derudover er det et krav fra langt de fleste videnskabelige tidsskrifter, at et projekt er godkendt af en etisk komité, for at undgå uetisk forskning og unødvendig belastning af forsøgspersoner eller patienter.

I Danmark har vi Den Nationale Videnskabsetiske Komité, der er en komité med 13 medlemmer, der består af forskere og lægmand.

Den Nationale Videnskabsetiske Komité tager sig af specielle forskningsprojekter, indenfor de såkaldte komplekse områder. Det drejer sig eksempelvis om biologisk materiale fra retsmedicinske obduktioner, kortlægning af individers arvemasse og forskningsprojekter vedrørende psykokirurgi.

Hvis et forskningsprojekt ikke hører under disse bør man søge Den Regionale Videnskabsetiske Komité. Den Regionale Videnskabsetiske Komité behandler altså alle "almindelige" forskningsprojekter. Man kan finde frem til Den Regionale Komité og læse mere om de Videnskabsetiske Komitéer på www.dnvk.dk. De Regionale og Den Nationale Videnskabsetiske Komité har jurister ansat, der kan hjælpe med at vurdere hvor vidt et projekt kræver godkendelse af en komité eller ej. De er meget servicemindede, så det er en god idé enten at ringe eller skrive til dem, såfremt man har spørgsmål til kravene i en protokol eller en anmeldelse.

Udover at få tilladelse fra Videnskabsetisk Komité skal man også, når det drejer sig om lægemiddelforskning, overholde Good Clinical Practise (GCP). I Danmark er der tre GCP enheder, som kan hjælpe med og vejlede i hvordan dette regelsæt overholdes.

En tredje vigtig aktør når det drejer sig om tilladelse og lovgivning er Datatilsynet. Når man indsamler data om personer, skal man selvfølgelig overholde persondataloven. Det kræver en godkendelse fra Datatilsynet, før man må indsamle data og ikke mindst opbevare personfølsomme oplysninger.

Lovgivning

- **Lov om videnskabsetisk behandling af sundhedsvidenskabelige forskningsprojekter**
  - Regionale komitéer (regionsråd)
    - 7 medlemmer (3 forskere)
  - National komité
    - 13 medlemmer – forskere og lægmænd
    - ministeren, regionerne, Strategiske forskningsråd, åbne opslag

- **EU direktiv og dansk bekendtgørelse (Good Clinical Practice – GCP)**
  - Kliniske lægemiddelforsøg
  - 3 GCP enheder (KBH, Odense, Århus)

- **Persondataloven**

forskerkurser.dk

Sundhedsvidenskabelig forskningsprojekt

Langt de fleste forskningsprojekter kræver tilladelse, når der er tale om et sundhedsvidenskabeligt forskningsprojekt. Dette er et projekt, hvor man laver forsøg på levende fødte menneskelige individer, forsøg med kønsceller, væv, celler og arvebestanddele fra mennesker, eller laver forsøg med døde. Derudover er kliniske forsøg med lægemidler appliceret på mennesker og afprøvning af medicinsk udstyr også betegnet som sundhedsvidenskabelig forskning. Det er i øjeblikket uafklaret, hvorvidt en retrospektiv opgørelse på baggrund af journaloplysninger fra ens egen afdeling skal betegnes som forskning eller kvalitetssikring. Grunden til at der skelnes mellem kvalitetssikrings-studie og sundhedsvidenskabelig forskning skyldes forskelle i de tilladelser der kræves til de to ting. Et kvalitetssikrings-studie kræver tilladelse fra afdelingsledelsen og godkendelse fra datatilsynet, hvor et projekt med brug af journaloplysninger desuden kræver godkendelse fra Sundhedsstyrelsen.

Hvad er "forskning" ?

- **Sundhedsvidenskabeligt forskningsprojekt**

    – forsøg på levendefødte menneskelige individer
    – menneskelige kønsceller, der agtes anvendt til befrugtning, menneskelige befrugtede æg, fosteranlæg og fostre,
    – væv, celler og arvebestanddele fra mennesker, fostre og lign.
    – eller afdøde
    – kliniske forsøg med lægemidler på mennesker
    – klinisk afprøvning af medicinsk udstyr

forskerkurser.dk

Datatilsynet

- **Persondataloven**

- **Regioner:**
    – paraplyanmeldelser
        - "Sundhedsvidenskabelig forskning i regionen"
        - "Kliniske kvalitetsdatabaser, der er godkendt af SST"

- **Anmeldelse?**
    – behandling af personfølsomme data

forskerkurser.dk

Datatilsynet

Datatilsynet har til formål at sikre at persondataloven overholdes. Lige så snart man ønsker at skrive et cpr-nummer ned i forskningssammenhæng eller indsamle anden information om personer, skal man have en godkendelse fra Datatilsynet. Regionerne har såkaldte paraplyanmeldelser, og det er under disse paraplyanmeldelser, at man kan få godkendt sin forskning, når man sidder på et dansk hospital. I praksis vil der være en lokal kontaktperson, som man kontakter for at få tilladelsen. Man skal altså ikke kontakte det centrale datatilsyn for at få godkendelse. Oftest vil man lave et projekt der hører under den paraplyanmeldelse der hedder "Sundhedsvidenskabelig Forskning i Regionen" eller "Kliniske Kvalitetsdatabaser der er godkendt af SST". De kliniske kvalitetsdatabaser kender man måske fra klinikken. Det er databaser så som Dansk Anæstesiologisk Database, Dansk Hernie Database, Fertilitets Databasen osv. Dette er databaser, hvor klinikerne løbende indrapporterer til og formålet er at kunne følge udviklingen og kvaliteten af den udførte behandling. Ønsker man at benytte sig af data fra disse skal man søge under den paraplyanmeldelse. Alle andre projekter, hvor man selv indsamler data hører under Sundhedsvidenskabelig forskning i Regionen. Alle projekter hvor man opbevare data om forsøgspersoner eller patienter skal anmeldes til og godkendes af Datatilsynet.

Retrospektive studier

- **Datatilsynet**
  - Hvis der er personhenførbare data

- **VEK**
  - Tidligere indhentet biologisk materiale
  - Evt. samtykke fra patienten
  - Spørg hvis du er i tvivl!

Afhængig af studiets design og udførsel er der forskellige krav til hvilke myndigheder der skal give lov til at projektet udføres. Er der tale om retrospektive studier vil det oftest være nok at søge Datatilsynet og Videnskabsetisk Komité. Det er ikke alle retrospektive studier, der kræver godkendelse fra etisk komité. Det vil det oftest gøre såfremt man ønsker at annalysere tidligere indhentet biologisk materiale, hvor patienten ikke har givet samtykke. Det kan være en god idé at spørge Videnskabsetisk Komité om råd før man starter projektet. Det gøres i praksis ved at sende en e-mail til en jurist hos etikerne. Juristen vil så se på ens forespørgsel og vil kunne vejlede i om man har brug for en regelret godkendelse fra etikerne eller om studiet ikke falder ind under godkendelse af projekter. Hvis ikke projektet kræver godkendelse, får man alligevel et journalnummer, som man bør gemme sammen med korrespondancen, som dokumentation for, at man ikke har brug for Videnskabsetisk Komités godkendelse.

Prospektive studier

- **Spørgeskemaer uden biologisk materiale**
  – Datatilsynet

- **Interview undersøgelser**
  – Datatilsynet

- **Non-invasivt prospektivt studie**
  – VEK (afhænger af designet), Datatilsynet

- **Kvalitetssikringsundersøgelser**
  – Datatilsynet

Når man laver prospektive studier, er det også forskelligt hvilke tilladelser der kræves. Laver man f.eks. et spørgeskemastudie, hvor man ikke udtager biologisk materiale, er det kun nødvendigt at søge Datatilsynet om lov. Det samme gælder for interview-undersøgelser. Det kan være projekter, hvor man ønsker at undersøge patienternes oplevelser af indlæggelsesforløb, eller interviewe personalet omkring deres stress-niveau. Laver man et prospektivt studie, som ikke belaster eller udsætter patienterne for andet end deres normale behandling kan det kræve godkendelse fra Videnskabsetisk Komité. Det er dog ikke altid sikkert, hvorfor det er en god idé at spørge juristerne. Laver man et kvalitetssikringsstudie, hvor man undersøger kvaliteten af den behandling man har som standard, kræver det kun godkendelse fra Datatilsynet.

Prospektive studier

- **Lægemiddel med anerkendt indikation**
  - SST, VEK, Datatilsynet

- **Kvalitetssikrings-undersøgelser**
  - Ikke VEK (spørg gerne og få et nummer), dog Datatilsynet

- **Test af lægemidler**
  - SST, VEK, Datatilsynet

forskerkurser.dk

Såfremt man laver lægemiddelforsøg, skal der foreligge en hel række godkendelser. Her skal man have godkendelse fra Lægemiddelstyrelsen, Sundhedsstyrelsen, Videnskabsetisk Komité og Datatilsynet. Det gælder både ved forsøg med lægemidler hvor der er en anerkendt indikation og forsøg hvor man tester nye lægemidler. Det er de mest omfangsrige anmeldelser og godkendelser, da man skal dokumentere sikkerheden ved brug af lægemidlet, og argumentere for, at der dels er grund til at lave forsøget og dels at man ikke udsætter forsøgspersoner eller patienter for unødige bivirkninger og/eller risici.

	Afdelings-ledelse	Data-tilsynet	Viden-skabsetisk komite	Læge-middel-styrelsen	Good clinical practice	CTG/ ISRCTN	Regionale databaser
Retrospektivt studie uden biologisk materiale	X	X	-	-	-	-	(x)
Retrospektivt studie med biologisk materiale	X	X	X	-	-	-	(x)
Prospektivt studie uden lægemiddel, uden kontrolgruppe, uden risiko for forsøgspersonen/patienten[a]	X	X	-	-	-	-	(x)
Prospektivt studie uden lægemiddel, uden kontrolgruppe	X	X	X	-	-	-	(x)
Prospektivt studie uden lægemiddel, med kontrolgruppe	X	X	X	-	-	X	(x)
Prospektivt studie med lægemiddelintervention Fase I-studie (oftest raske forsøgspersoner, afklaring af et stofs toksikologi, farmakokinetik og farmakodynamik)	X	X	X	X	X	-	(x)
Prospektivt studie med lægemiddelintervention Fase II-studie (undersøgelse af effekt på patienter, etablere dosis-regimen og dosisrespons i en patientpopulation, bestemmelse af det terapeutiske dosisinterval, ofte placebokontrolleret)	X	X	X	X	X	X	(x)
Prospektivt studie med lægemiddelintervention og kontrolgruppe Fase III-studie (konfirmere effektfund fra fase II, sjældne bivirkninger, ofte sammenligning med gængs behandling)	X	X	X	X	X	X	(x)
Prospektivt studie med lægemiddelintervention og kontrolgruppe Fase IV-studie (sammenlignende undersøgelser mellem allerede markedsførte præparater, nye anvendelser af markedsførte præparater)	X	X	X	X[b]	X	X	(x)

Gögenur I, Rosenberg J. Mere papir – mindre forskning? Ugeskr Læger 2006;168:3609-12 forskerkurser.dk

Hvis man eksempelvis ønsker at lave en journalopgørelse på egen afdeling, det kan være at man ønsker at undersøge hvordan det er gået de sidste 100 patienter opereret for perforeret hulorgan, så er der tale om journalopgørelse på egen afdeling. I den situation er der altså tale om et retrospektivt studie, hvor man ikke udsætter patienterne for ny eller uafprøvet behandling, eller belaster patienterne med undersøgelser. I den situation er det kun nødvendigt at søge datatilsynet om lov og selvfølgelig spørge afdelingsledelsen hvorvidt man må se i journalerne. Hvis man ønsker at udvide studiet til andre afdelinger, eksempelvis en regional eller national opgørelse på baggrund af journaler, skal man søge Sundhedsstyrelsen om tilladelse.

Laver man registerforskning f.eks. ved udtræk fra landspatientregistret, så er det kun nødvendigt at søge Datatilsynet samt dem der ejer registeret, som er Statens Seruminstitut. Hvis man har haft en interessant patient i afdelingen, som man ønsker at rapportere som en kasuistik, skal man søge patientens tilladelse og helst få et skrifteligt samtykke til at lave kasuistikken. I princippet skal man også søge Datatilsynet om lov. I praksis vil det oftest være sådan, at man nøjes med at få patientens skriftlige samtykke til at lave kasuistikken og dermed undlader at søge Datatilsynet om lov. Det er selvfølgelig vigtigt når kasuistikken afrapporteres, at patienten ikke er identificerbar. Vælger man at lave et randomiseret klinisk studie med afprøvning af lægemiddel, så er det man skal søge alle instanser om tilladelse. Man skal have lov af Datatilsynet at indsamle og opbevare data om sine forsøgspersoner/patienter, man skal have lov af Sundhedsstyrelsen og selvfølgelig Videnskabsetisk Komité.

Litteratursøgning

Hvorfor systematisk litteratursøgning?

- **Øger chancen for:**
  - Relevant litteratur
  - Robuste konklusioner
  - Non-biased resultater

Hvorfor skal man lave en systematisk litteratursøgning? Det skal man overordnet, fordi man ønsker at kunne få noget ud af litteratursøgningen. Der er, når man skriver systematiske reviews, en forøget chance for at finde den relevante litteratur man efterspørger, og derved kan man foretage robuste konklusioner på sine estimater. Det er også en måde at reducere bias i resultaterne.

Bibliografiske databaser

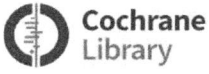 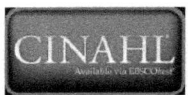 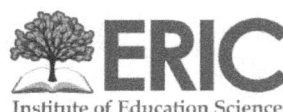

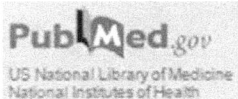 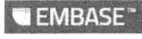 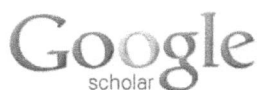

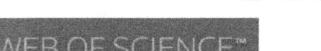

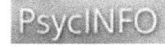

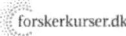

Hvor skal man så søge henne? Man kan anvende flere forskellige såkaldte bibliografiske databaser. I den lægevidenskabelige kliniske forskning vil det oftest være Medline via PubMed adgangen, det vil være Scopus, det vil være Embase, det vil være Web of science, som er en citationsdatabase. Anvender man litteratur, som stammer fra mere sygeplejeorienteret videnskab eller psykologisk videnskab, kan man anvende CINAHL, ERIC og endelig PsycInfo.

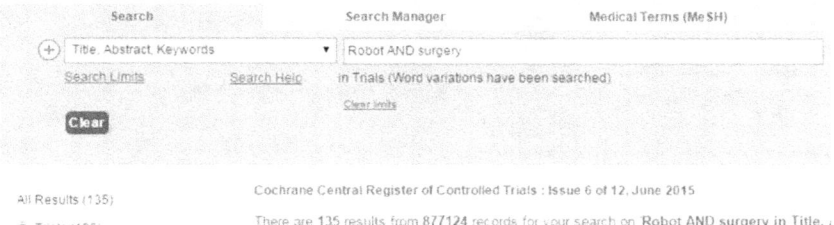

forskerkurser.dk

Ved flere af disse større databaser er der en række smarte funktioner. Starter vi med Cochranes Database, så er det oplagt, at denne database inkluderer protokoller og systematiske reviews. Ligeledes inkluderer de alle kliniske forsøg som bliver publiceret på henholdsvis Embase og PubMed, og de opdaterer deres database 2 x månedligt. Man kan derfor forvente, at finde kliniske forsøg og studier på Cochranes hjemmeside. Vi foretrækker dog generelt at finde de kliniske studier på PubMed og Embase respektivt.

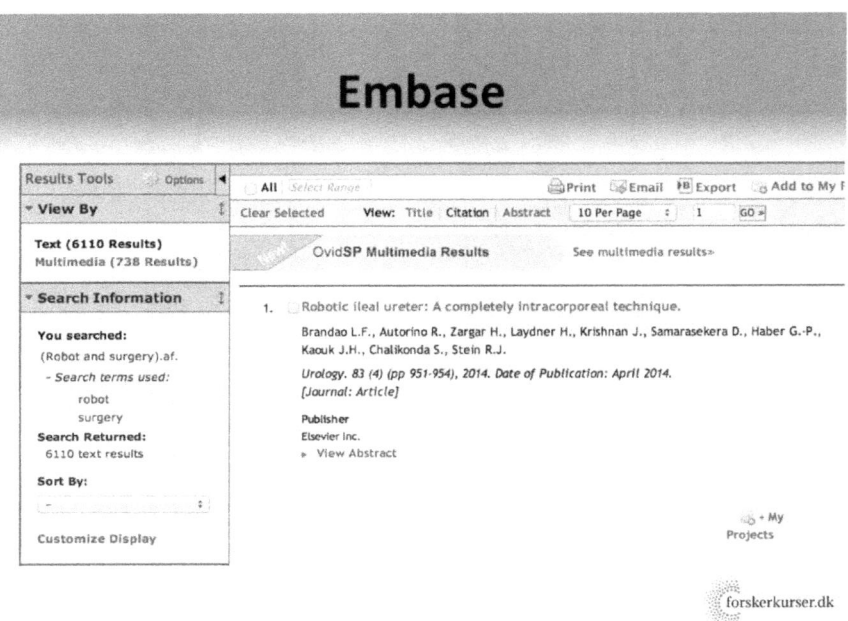

Går vi videre til Embase søgedatabasen, så er der en smart funktion med, at man kan eksportere den søgestreng man har fundet nemt og simpelt til eksempelvis Excel. Man anvender blot den funktion der hedder eksport, hvorved der kommer en ny skærm op, hvor man kan vælge hvad man ønsker at eksportere. I det her tilfælde vil det give mest mening at trykke på customfields, hvor man bliver ledt videre til en større række variable man kan klikke af afhængig af, hvad man foretrækker at trække ud. Det vil vanligt i denne her context være formålstjenligt at trække abstract, forfattere, titel, sprog samt tidsskrift og årstal ud.

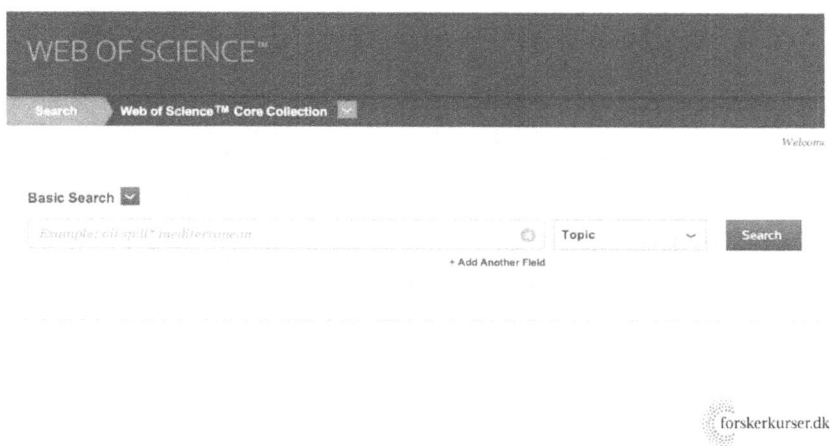

Web of Science er den største citationsdatabase, der foreligger. Databasen er meget anvendelig, hvis man prospektivt vil se, hvilke studier der har citeret et relevant studie, og man anvender det primært for at finde de vigtigste citationer indenfor et område. Man kan således tage disse vigtige citationer og slå dem op i Web of Science og kan således se, hvilke citationer der har anvendt de vigtige referencer.

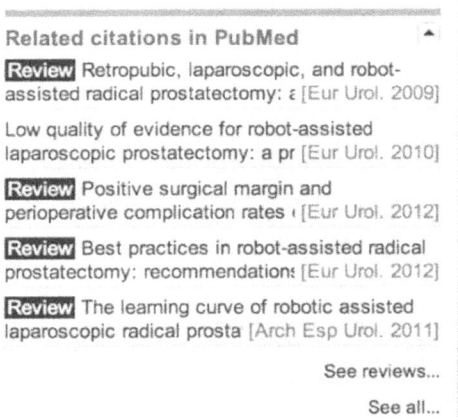

En afart af samme funktion findes i PubMed, hvor den hedder "related citations in PubMed". Det står ude til højre på skærmen. PubMed vil selv foreslå en række af disse citationer, men man har mulighed for både at klikke videre på henholdsvis "see reviews" og "see all" hvis man ønsker flere relevante artikler.

Grå litteratur

"litterature that is not formally published in sources such as books or journal articles"

10% af referencer i Cochrane reviews
– (Mallet 2002)

OPEN GRAY

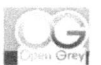

HMIC

HMIC Database

NTIS

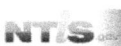

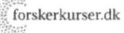

Når man taler om materiale og referencer, der anvendes i systematiske reviews, er det hyppigst indekserede artikler og bøger. Dog er en stor del, helt op til 10%, af citationer i reviews bestående af såkaldt grå litteratur. Det er litteratur, der ikke er publiceret formelt i indekserede tidsskrifter og bøger og kan f.eks. udgøre afhandlinger, kandidatopgaver, masteropgaver og lignende. Der findes en række søgedatabaser, der forsøger at indeksere denne grå litteratur.

Tidsskrifter og ikke-bibliografiske kilder

- **Hånd-søgning**

- **Snowball søgning (Greenhalgh et al, BMJ 2010)**

- **Supplement til elektronisk søgning**

- **Full-text kilder (DOAJ, Highwire, ERIC, PMC)**

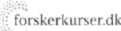
forskerkurser.dk

Den mest vanlige metode man anvender til litteratursøgning i systematiske reviews er en såkaldt blok-søgning. Udover denne funktion kan man anvende håndsøgning, hvor man søger specifikt efter en artikel eller et tidsskrift. Man kan anvende snowball-søgning, som også kaldes referencesøgning. Denne søgestrategi handler om, at man i de studier, man ender med at inkludere i sit systematiske review, læser disse studiers referenceliste igennem og heri ser, om der skulle være yderligere studier, man ikke har fundet via sin blok-søgning.

Igangværende/upublicerede studier

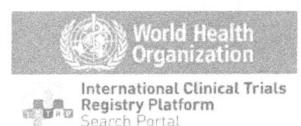

http://apps.who.int/trialsearch/

En vigtig funktion når man finder litteratur og data til systematiske reviews, er muligheden for at finde de igangværende eller endnu ikke publicerede studier. Disse bør man finde via WHO's funktion "Trial Search", som indekserer størstedelen af de kliniske registreringssider globalt, hvor forfattere kan og skal registrere deres kliniske intentionsstudier.

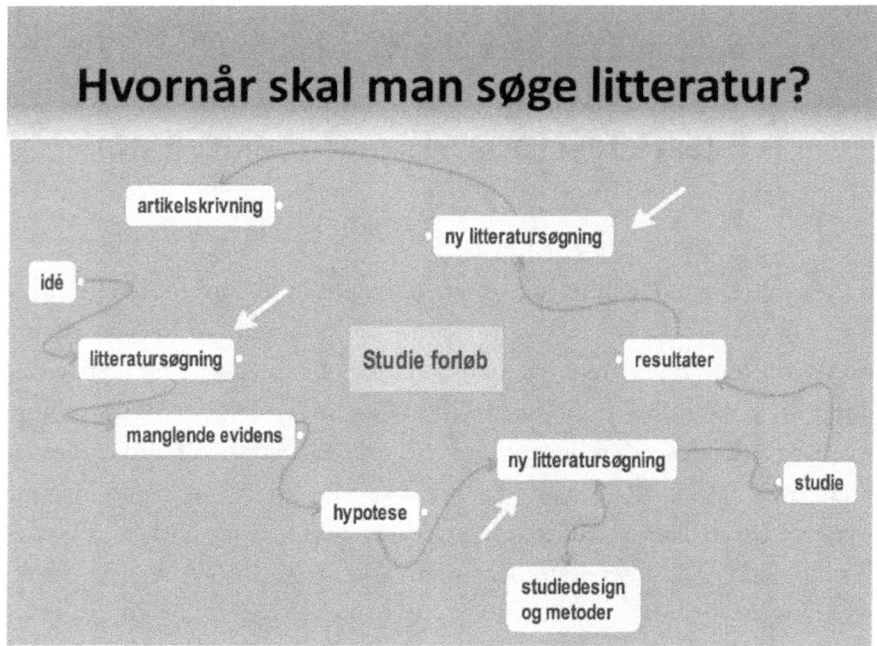

Når man skal skrive et systematisk review, så bør man lave litteratursøgning på flere forskellige tidspunkter i processen. Disse forskellige litteratursøgninger er langt fra alle store systematiske blok-søgninger, men varierer meget afhængig af, hvor i processen man er.

Vi har lavet en kort gennemgang af, hvornår vi mener man bør litteratursøge og på hvilken måde. Initialt, når man skal lave sit review, får man en idé eller har en hypotese. På baggrund af idéen og hypotesen laver man en hurtig overfladisk litteratursøgning, hvor man overrodnet undersøger evidensniveauet og den tilgængelige litteratur indenfor området. Finder man ud af, at der på området er manglende evidens, så kan man forfine sin hypotese og sit forskningsspørgsmål tilsvarende.

På baggrund af dette nye forskningsspørgsmål og hypotese kan man nu lave sin detaljerede systematiske bloksøgning. Dette er illustreret ved pil nr. 2. Det er denne blok-søgning, der udgør hjørnestenen af litteratursøgningen i det systematiske review. På baggrund af resultaterne fra denne systematiske blok-søgning kan man lave sine analyser og få sine resultater.

Inden man så skal til at skrive selve artiklen skal man tage udgangspunkt i sin disposition og lave sin 3. litteratursøgning. Den litteratursøgning handler om, at man specifikt skal finde baggrundslitteratur og sammenligne studier til introduktionsafsnittet og diskussionsafsnittet. Denne litteratursøgning behøver ikke være systematisk eller udføres som blok-søgning.

Af de 3 litteratursøgninger vi har angivet her, er det kun den midterste systematiske blok-søgning, man skal angive i den færdige artikel.

AND – OR – NOT

"circulating cells": 2.783.718 hits
"tumor": 59.678 hits

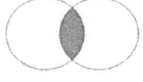 "circulating cells" AND "tumor" (18.850 hits)

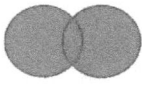 "circulating cells" OR "tumor" (2.824.546 hits)

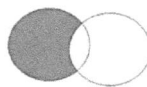 "circulating cells" NOT "tumor" (40.828 hits)

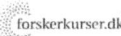
forskerkurser.dk

Når man rent praktisk skal søge i de tilgængelige databaser, om det så er PubMed, Scopus, Cochrane, Cinahl, Embase eller nogle af de andre, så anvender man såkaldte boolske operatorer. Det er de samme boolske operatorer, man anvender i alle databaserne. Det er AND, OR og NOT. I det angivne eksempel vil vi se sammenhængen mellem søgeordet "circulating cells" og "tumor". Som det kan ses på grafen, vil et AND finde delmængden imellem de 2 søgeord – altså den del af artiklerne, der indeholder både søgeordet circulating cells og tumor. Anvender vi den boolske operator OR vil vi få fællesmængden samt hver af mængderne for hvert søgeord, og det vil således udvide søgestrengen. Disse søgefunktioner er de samme, der går igennem alle søgedatabaserne.

chemotherap*

— chemotherapautic OR chemotherapei,
chemotherapeie OR chemotherapentic OR
chemotherapeutants OR chemotherapeutic/
chemoprophylactic OR chemotherapeutic/
chemopreventive OR chemotherapeutic/
immunological OR chemotherapeutic/
immunosuppressive.......

forskerkurser.dk

Hvis man er usikker på, hvordan endelsen staves på et ord, kan man erstatte endelsen med en asterisk (*), altså en lille eleveret stjerne, hvorved PubMed vil medtage alle de tilgængelige endelser for ordet. Man skal passe lidt på med denne funktion, da det kommer til at inkludere et meget stort antal søgeord, og i tilfældet med kemoterapi som vi har angivet, medførte det over 500 forskellige endelser.

Quick-and-dirty-søgning

"Robot surgery"

robot[All Fields]
AND
("surgery"[Subheading] OR "surgery"[All Fields] OR
"surgical procedures, operative"[MeSH Terms] OR
("surgical"[All Fields]
AND
"procedures"[All Fields]
AND
"operative"[All Fields]) OR "operative surgical
procedures"[All Fields] OR "surgery"[All Fields] OR
"general surgery"[MeSH Terms] OR ("general"[All
Fields]
AND
"surgery"[All Fields]) OR "general surgery"[All Fields])

forskerkurser.dk

Når man går ind på PubMed's hjemmeside er der et søgefelt øverst. Hvis man blot i dette søgefelt skriver et søgeord, i dette tilfælde "robot surgery" uden citationstegn, skal man være opmærksom på, at PubMed-funktionen oversætter det søgeord til noget, som Pubmed forstår muligvis anderledes, end du selv gør. Som eksemplet viser, bliver robot surgery dermed til en mere kompliceret søgning, end man lige skulle forestille sig og vil involvere søgninger på al generel kirurgi bl.a.

MESH termer

- **National Library of Medicine**

- **På tværs af alle NLM platforme**

- **Hierarkisk indeksering**

Når man søger i PubMed, så bliver man nødt til at kende den måde, PubMed indekserer deres artikler på. Dette gør de via noget, der hedder mesh-termer. Mesh-termerne fastsættes af National Library of Medicine, der finansieres og huses af den amerikanske stat. Disse mesh-termer går på tværs af alle NLM's platforme og er en hierarkisk indeksering af søgeord. Når man søger i PubMed, vil PubMed oftest oversætte det man skriver som søgeord til det relevante mesh-term, men man bør alligevel anvende mesh-databasens søgefunktion og sikre sig, at man medtager den korrekte mesh-term for det key-word, man søger. Man finder mesh-databasen via PubMed's forside.

PUBMED

Does robotic surgery provide better survival rates than conventional laparoscopic surgery in patients with rectal cancer?

Robot surgery	*Survival*	*Rectal cancer*
Robotics	*Mortality*	*Rectum*
Robot	*Fatal outcome*	*Rectal neoplasm*
Robot assisted	*Death*	*Colorectal cancer*

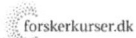

forskerkurser.dk

Når man skal til at lave en systematisk blok-søgestrategi, skal man starte med et veldefineret forskningsspørgsmål. I indeværende eksempel har vi forskningsspørgsmålet der lyder: Does robotic surgery provide better survival rates than conventional laparoscopic surgery in patients with rectal cancer? Den strategi man skal applicere, når man skal lave blok-søgning er, at man finder de relevante søgeord i forskningsspørgsmålet. Som det er angivet her, er der udtrykket robot surgery, der er udtrykket survival og rectal cancer. Indenfor hver af disse blokke kan man nu sikre sig, at man har mesh-termer for den relevante blok, samt at man skal finde så mange synonymer som muligt, for at udvide blokken. Rent praktisk vil man imellem alle disse synonymer og den korrekte mesh-term sætte den boolske operator OR imellem. Herved vil mængden af artikler udvides, så man laver hver søgeblok så stor som overhovedet muligt.

Ved systematiske reviews skal man efter den første litteratursøgning screene de indhentede artikler for evt. inklusion i den videre proces. Dette foregår i flere niveauer, hvor man først screener på titel, herefter på abstract og til sidst på fuldtekst. Der er forskellige metoder til at gøre dette, og en nem metode er, at trække artiklerne direkte fra PubMed ind i et gratis program der hedder PubMed 2 XL. Herved kommer referencerne ind i et excel-ark og man kan derefter sortere i dem og ekskludere dubletter. Det er klart, at når man søger både i PubMed, Embase og måske andre databaser samtidigt, så vil der komme en del dubletter frem i resultaterne. Dette kan i programmet PubMed 2XL nemt findes frem og Excel kan herefter fjerne dubletterne.

www.covidence.org

	Author #1			Author #2
	Yes	Maybe	No	
Jones, P Pilot trial of tanexamic acid in head trauma	●	○	○	Awaiting decision
Roberts, I Effect of tranexamic acid in patients with trauma	○	●	○	Awaiting decision

Covidence is currently free of charge.

Der er imidlertid kommet et nyt program som foreløbig er gratis at bruge. Det hedder Covidence og er udviklet af forskere tilknyttet Cochrane-samarbejdet, og det kan gøre processen meget nemmere med screening og udvidelse af artikler til det systematiske review. Det er derfor bestemt anbefalelsesværdigt. Det kan være en lille udfordring af få referencerne ind i selve Covidence-programmet, men her er en skabelon til dette:

1. Opret en konto (det er gratis) via www.covidence.org
2. Importer referencer fra udvalgte databaser (pubmed, embase m.m.) til Endnote. Det er en god idé at skabe en/flere grupper i Endnote, og overføre referencerne til dem (f.eks. "systematisk review-pubmed").
3. Export: Marker de referencer i Endnote som du vil screene. Tryk ctrl+a for at markere alle. Tryk på file□ export□ Gem filen som "filtype: XML" og "output style: Annotated"
4. Gå ind i covidence og "Create a review". Tryk bagefter på import og hent XML-filen skabt i Endnote. Bagefter skal man vente lidt og så går den i gang. Det kan dog gå flere

timer inden alle referencer er hentede. Be patient! Hvis intet er sket efter et par timer så prøv at importere filen igen.

5. Under fanen "Import" så kan man trykke på "manage imports". Her kan man se hvor langt man er kommet med screeningen, hvor mange dubletter m.m.

Covidence er smart ved at det holder styr på udvælgelsesprocessen af artikler og er bygget til at der er 2 eller flere personer som screener artiklerne. Man følger så med i resultaterne og får den endelige artikelmængde ud til sidst.

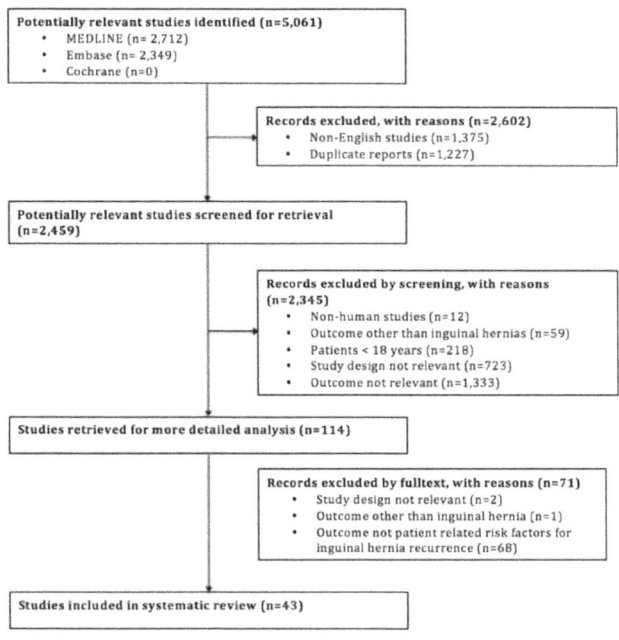

I ethvert systematisk review skal man som figur 1 anfører et flow-diagram i henhold til PRISMA guidelines. I dette flow-diagram skal man netop anføre antallet af artikler som går ind i screeningsprocessen og som herefter ekskluderes i de forskellige stadier af processen, og netop dette kan Covidence holde styr på.

Referencestyring

Referencestyring

- **Sortere og indsætte referencer**
- **I første omgang:**
  - Overblik
  - Systematik
- **Dernæst**
  - Indsættes i manuskriptet – og kan flyttes rundt
  - Husk at checke tidsskriftets krav (nummereret, kronologisk orden, alfabetisk orden, kommaer, punktummer osv.)

forskerkurser.dk

Der findes en række forskellige programmer tilgængelige til at holde styr på ens referencer til den artikel, man er ved at skrive. F.eks. kan nævnes Reference Manager, EndNote, RefWorks, Mendeley, ProCite etc.

Det er vigtigt at overveje nøje, om man vil gå ind i dette område eller ej. Skal man skrive nogle få artikler, og har man ikke tusindevis af referencer at holde styr på, er tiden formentlig givet bedre ud på en mere manuel tilgang til processen frem for at sætte sig ind i et software program og håndteringen af referencerne i dette. Tænk på at referencen også skal lægges ind i software programmet, for at man kan trække dem ud igen til sin referenceliste. Selve indlæsningen foregår selvfølgelig delvis automatiseret via f.eks. PubMed, men der er alt andet lige et relativt stort arbejde forbundet med at sætte sig ind i brugen af reference-styringsprogrammerne.

Når dette er sagt, er det også meget vigtigt at understrege, at selvom man bruger et reference-styringsprogram, så fratager det ikke én arbejdet med meget grundig korrekturlæsning af referencelisten. Reference-styringsprogrammerne er ikke fejlfrie, og der er typisk mindre fejl i tegnsætningen med punktummer og semikolon m.v. i referencelisten, selvom man har valgt den rigtige opsætning for det pågældende tidsskrift, man ønsker at submitte sin artikel til. I reference-styringsprogrammerne kan man f.eks. vælge JAMA-style o.lign., men det passer desværre ikke altid til det pågældende tidsskrift helt ned i detaljen.

Fordelen ved at anvende et reference-styringsprogram er, at man kan flytte rundt på sine tekstafsnit i revisionsfasen og referencernes numre vil justeres automatisk i denne proces. Man skal dog sætte det lidt i perspektiv, så hvis forskningsprojektet har taget et år at gennemføre, kan man måske nok bruge et par timer på at finpudse sin referenceliste, hvis det skal gøres manuelt fremfor ved brug af et referenc-styringsprogram. På den anden side, hvis man går ind i f.eks. et tre-årigt Ph.D.-forløb og skal skrive en række artikler inden for samme emneområde og have overblik over en relativt stor mængde litteratur, så kan det selvfølgelig være en fordel at samle referencerne i et reference-styringsprogram.

Valg af reference-styringsprogram

Der er fordele og ulemper ved de forskellige programmer. Vi har i forfattergruppen til aktuelle bog kun erfaring med nogle af systemerne og nedenstående er derfor meget subjektivt og kun baseret på vores begrænsede erfaring inden for området. Vi modtager derfor selvfølgelig med stor glæde feedback fra læserne, så også dette afsnit kan justeres i de kommende udgaver af bogen.

Valg af program handler om overvejelser som f.eks. at have mulighed for at synkronisere mellem forskellige enheder og over nettet samt muligheder for tilpasning til særlige referencetyper. Er der offline adgang? Kan man downloade den specifikke software til sin computer? Er der en problemstilling omkring prisen for programmet? Er der mulighed for f.eks. at dele referencer i forfattergrupper? Dette er de centrale overvejelser, som vil afgøre, hvilket program man skal vælge. I praksis handler det dog også om, hvilket program de andre i forskergruppen anvender, da der kan være fornuft i at vælge det samme, så man nemmere kan udveksle erfaringer og fælles problemløsning.

Refman
Ved anvendelse af RefMan har man hele artikelbasen liggende som en mappe på den enkelte computer. Det betyder, at man kun kan tilgå sit reference-styringssystem på denne computer og derved ikke har fleksibilitet i arbejdet med sin artikel. RefMan er meget udbredt, idet det typisk tilbydes gratis på mange hospitaler og universiteter.

Mendeley
Mendeley har den fordel, at man både kan downloade programmet på sin computer, men at der samtidig findes en webudgave, hvor man kan synkronisere ens referencebibliotek over nettet. På den måde kan man anvende Mendeley på flere computere og have det samme bibliotek og referencer til rådighed. Mendeley er gratis, indtil man har downloaded omkring 1200 artikler (sv.t 500 MB). I den gratis udgave er der også en afgrænsning af, hvor mange mapper/grupper man kan have sine referencer i. Ved at betale en afgift får man således flere muligheder stillet til rådighed. Mendeley har også udviklet app's til iPad og iPhone så man også kan læse sine referencer dér.

Refworks
RefWorks ligger ligesom Mendeley både på ens egen computer og på nettet og kan derfor tilgås fra forskellige PC'er. Det koster en afgift at anvende RefWorks.

Endnote

EndNote fungerer som Mendeley både med en lokal udgave på ens egen harddisk og en udgave på nettet, men der er dog ikke automatisk synkronisering mellem de forskellige udgaver. Den internetbaserede udgave af EndNote er gratis. Både Mendeley, RefMan og EndNote er velfungerende programmer, men vi har oplevet, at det kan være vanskeligt at redigere tekstfilerne på en Ipad, hvis der er anvendt EndNote i den oprindelige word-fil. Dette ændrer sig formentlig hurtigt, når de forskellige apps til Ipad opdateres til nyere udgaver.

Hvilket program skal man vælge?

- **Muligheder for synkronisering?**
- **Muligheder for tilpasning til særlige referencetyper?**
- **Offline adgang?**
- **Software-download?**
- **Pris?**
- **Mulighed for grupper?**

Protokol

"den store version" til kliniske interventionsforsøg

- **fuld titel og evt. acronym**
- **synopsis**
- **baggrund**
- **formål**
- **metode, herunder in- og eksklusionskriterier**
- **data management**
- **bivirkninger**
- **sample size og statistisk analyseplan**
- **monitorering**
- **etik og tilladelser**
- **budget og finansiering**
- **disseminering, forfattere**
- **referencer**

forskerkurser.dk

En forsøgsprotokol er et arbejdsværktøj for forskerne. Det er dog også et vigtigt dokument til de forskellige myndigheder, som skal godkende projektet og til forskellige samarbejdspartnere. Det er derfor et dokument som man bliver nød til at allokere en hel del tid til at få udarbejdet. Man taler klassisk om den store version til klinisk interventionsforsøg dvs. her hvor det måske kan være relevant med en lang række godkendelser hvis der f.eks. er tale om medicinafprøvning eller lignende. Skal man lave den store protokol til et klinisk interventionsforsøg starter man selvfølgelig med den fulde protokoltitel og det kan være gavnligt, specielt i store studier, også at give studiet et akronym, dvs. en mundret forkortelse. Man vil i dagligdagen omtale dette studie tusindvis af gange og her er det nemt at have at akronym, som en nemmere måde at omtale projektet på.

I de store protokoller er der ofte her i starten af dokumentet en synopsis, dvs. kort resumé, som beskriver projektets hovedformål, hvor mange og hvilke patienter der skal indgå, og helt overordnet om metoderne.

Herefter følger et regelret baggrundsafsnit og det er i dette afsnit at man anvender litteraturreferencer. Det er derfor en slags gennemgang af forskningsområdet, som et mini-review, men hold det så vidt muligt kort, d.v.s. maksimalt 1 side, da det ellers kan blive svært at fastholde læseren. Baggrundsafsnittet skal kort skitsere hvorfor det aktuelle studie er relevant, d.v.s. hvad der foreligger af tidligere evidens på området, og hvor manglen foreligger. Dette glider så naturligt over i et formålsafsnit, hvor man netop beskriver formålet, d.v.s. at man vil afdække den manglende evidens som beskrevet i baggrundsafsnittet.

Efter dette kommer der et metodeafsnit inklusiv in- og eksklusionskriterier. Metodeafsnittet et meget vigtigt for selve forskeren, men selvfølgelig også for de bedømmende myndigheder. Metodeafsnittet skal være en slags køreplan for projektet så man altid kan slå op hvad man skal gøre i de givne tilfælde.

Herefter kan man med fordel lave et specifikt afsnit om datamanagement, idet der nu om dage er en række meget håndfaste regler til hvordan data skal gemmes, hvor længe og hvem der har adgang til hvad o.s.v.

Hvis der er tale om et forsøg med medicin eller devises eller forskellige operationstyper er det også relevant at have et egentligt bivirkningsafsnit, dvs. hvordan man vil håndtere bivirkninger. Der er en række standardformuleringer til dette, som hentes fra GCP-terminologien.

Herefter følger et meget vigtigt afsnit – det er hvor man udregner sin sample-size og detaljeret redegør for den statistiske analyseplan. Man ser desværre tit i forsøgsprotokoller at den statistiske analyseplan er meget overfladisk behandlet, men det kan være en rigtig god idé at gå mere i dybden allerede på protokolniveau, så man har afgjort alle de statistiske analyser og delanalyser på et meget tidligt tidspunkt i processen. Det vil gøre arbejdet meget simplere efterfølgende. Vedrørende sample-size følger dette de normale retningslinjer for udregning. Hvis der er tale om et GCP-studie, dvs. hvis det indebærer test af lægemidler eller devises, så skal der være et afsnit om den påtænkte monitorering fra en lokal GCP-enhed. Endelig skal der være et afsnit om etik og tilladelser. Dette er selvfølgelig standardformuleringer, om at man indhenter de påkrævede tilladelser og at patienterne selvfølgelig kun inkluderes efter informeret samtykke osv.

Herefter følger et afsnit om budget- og finansiering. Dette er dels for at anskueliggøre, at projektet er gennemførligt, men også for at imødegå evt. kritik om interessekonflikter. Der er ingen grund til at feje noget ind under gulvtæppet her, så der skal blot stå de konkrete tal for både budget og hvordan finansieringen tænkes tilvejebragt. Efter dette kan man anføre et afsnit om den påtænkte disseminering, d.v.s. at resultaterne offentliggøres uanset om de er positive eller negative og hvordan man vil afgøre hvem der skal være forfatter på den endelige publikation. Hvis det drejer sig om et multicenter-studie med mange involverede er det en god idé at udarbejde en regelret forfatterkontrakt allerede på protokolstadiet, dvs. afgøre i detaljer hvem der har mulighed for at kvalificere sig til en plads som forfatter på den eller de artikler, som udkommer fra forskningsprojektet.

"den store version" til kliniske interventionsforsøg

- **retningslinjer for mundtlig deltagerinformation**
- **skriftlig deltagerinformation**
- **"Forsøgspersoners rettigheder i et sundhedsvidenskabeligt forskningsprojekt" udleveres**
- **samtykke-erklæring**
- **vejledninger:**
  - http://www.cvk.sum.dk/forskere/vejledning%20modul/kapitel%204_0.aspx
  - http://sundhedsstyrelsen.dk/da/medicin/regulering/klin iske-forsoeg/forsoeg-med-mennesker/vejledning-til-ansoegning-om-tilladelse-til-kliniske-forsoeg-med-laegemidler-paa-mennesker#forsoegsprotokol

forskerkurser.dk

Der er efterfølgende nogle standardafsnit om retningslinjer for hvordan man viderebringer den mundtlige deltagerinformation og den skriftlige information til patienterne. Der er en standard folder "Forsøgspersoners rettigheder i et Sundhedsvidenskabeligt forskningsprojekt", som skal udleveres til alle forsøgsdeltagerne, og der skal selvfølgelig være en samtykkeerklæring som patienten skal underskrive. Der er en række vejledninger til alt dette og de findes på Den Centrale Videnskabsetiske Komités hjemmeside og Sundhedsstyrelsens hjemmeside.

hvad skal protokollen bruges til?

- **anvendes til**
  - etisk komité
  - samarbejdspartnere
  - fonde
  - evt. Prospero
  - evt. GCP, SST, medicinalfirmaer m.fl.
  - som egen huskeseddel!
- **anvendes ikke til**
  - clinicaltrials.gov
  - Datatilsynet

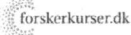

forskerkurser.dk

Protokollen anvendes til Den Videnskabsetiske Komité, til samarbejdspartnere, fonde, GCP osv. Det vigtigste er imidlertid som ens egen huskeseddel når projektet kører. Det er derfor vigtigt, at gøre protokollen let læselig, og specielt metodeafsnittet er i denne forbindelse afgørende. Når man anmelder sit studie til f.eks. www.clinicaltrials.gov så skal man ikke medsende protokollen, men blot give en beskrivelse på nettet, og det samme gælder for anmeldelsen til Datatilsynet.

mindre/tilrettede versioner

- **systematiske reviews**
- **observationelle studier**
- **kvalitetssikring**
- **retrospektive opgørelser**
- **registerstudier, osv.**

- **fokuserer på METODE**

forskerkurser.dk

Der er andre projekttyper, hvor det ikke er påkrævet at udarbejde den helt store protokol. Det er f.eks. til systematiske reves, hvor protokollen selvfølgelig stadig er et meget vigtigt arbejdsdokument, men der er ikke de samme krav som til de kliniske interventionsforsøg. Det samme gælder for observationelle studier, kvalitetssikring, retrospektiv opgørelse, registerstudier m.v. Til alle disse studier er der faktisk ikke et regelret krav om at udarbejde en forsøgsprotokol, men det er en god idé alligevel at lave sig en detaljeret metodebeskrivelse så man altid har den at holde sig til undervejs i projektet. Man kan så kalde det protokol eller hvad man vil, men en detaljeret metodebeskrivelse er i hvert fald meget nyttig.

Spørgeskemaer

hvorfor/ hvorfor ikke

- **formål: opnå en generel og repræsentativ viden om kendte problemstillinger ved at indsamle oplysninger fra en større gruppe patienter**

- **en disciplin i sig selv! En del faldgruber!**

- **udfordringerne er mange: forståelse af spørgsmål, dagsformen, social desirability**

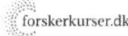
forskerkurser.dk

Vi må spørge os selv, hvad er det vi kan få ud af spørgeskemaer? Overordnet kan man sige, at det handler om at få en generel repræsentativ viden omkring nogle kendte problemstillinger. I den kvalitative interview-undersøgelse eksploreres der i noget, som ikke er så kendt. Når man derimod taler om spørgeskemaundersøgelser, er der tale om kendte problematikker, det kan f.eks. være smerter og livskvalitet. Det drejer sig om et afgrænset område, som vi gerne vil have indsamlet en viden om, ud fra en større gruppe mennesker. Denne gruppe vil i hospitalsverden udgøres af patienter. Det er her spørgeskemaet, har sin berettigelse.

Først skal vi finde ud af, hvad er det vi gerne vil vide? Hvis det ikke er objektive data vi ønsker, men vi gerne vil vide hvad patienterne selv mener, så er det spørgeskema-relevant. Der er rigtig mange udfordringer i forhold til at sikre kvaliteten af de data, der kommer ud af ens spørgeskema-undersøgelse. Der er rigtig mange risici for, at det, man får ud i den sidste ende, kan være mindre rigtigt. Noget af det fuldstændig elementære handler om, hvordan respondenterne forstår det, man spørger om. Det kan enten være et helt skema, der kan være uklart, men det kan også være nogle enkelte spørgsmål, hvor respondenten er i tvivl om, hvad det rigtige svar er, eller hvordan man skal forstå spørgsmålet. Man kommer ikke udenom, at dagsformen betyder noget. Hvis man stiller patienter spørgsmål omkring deres oplevelse af livskvalitet, og man taler med dem den dag, de har været nede og få et positivt svar på en cancer screening, så er de selvfølgelig påvirket af, hvordan de har det den dag. Så dagsformen betyder noget, når man svarer på spørgeskemaer. Man må ligeledes tage højde for social desirability. Når vi spørger nogen, der sidder lige overfor, vil de da være interesseret i at svare fuldstændig som de selv syntes, eller vil de gerne svare, som de tror du gerne vil have, at de svarer? Den faktor spiller forholdsvis meget ind, og den spiller selvfølgelig mere ind, når man sidder lige overfor hinanden, end hvis man er adskilt, når man besvarer skemaet f.eks. over e-mail eller per brev.

udfordringer

- **udvikle selv eller anvende andres?**
- **licens påkrævet?**
- **generisk SF36, specifikt EORTC EN-24, eller kombination**
- **er det på dansk / udenlandsk**

Inden man går i gang med at anvende et spørgeskema, bør man undersøge om der ligger noget i forvejen, eller skal man selv i gang med at konstruere et skema. Det er en ret omfattende proces at konstruere et skema, hvor man skal igennem en hel del valideringssteps.

Hvis man skal bruge et allerede konstrueret skema, skal man overveje om det er noget der kræver licens f.eks. SF-36. Dette ejes af et firma i USA, Quality Metrix, og her skal man ansøge om licens, hvis man vil bruge det. Hvis man går i gang med en omfattende korrespondance, bør man som studerende fortælle, at man har ikke nogle midler, og at det er ikke hospitalet eller KU der får gavn af det, så kan man godt få det gratis, men det går ikke automatisk.

Inden man går i gang, bør man overveje, om man vil arbejde med et generisk spørgeskema eller arbejde med et specifikt. SF-36 er et generisk spørgeskema, og det er meget allround, og kan bruges på alle mulige forskellige populationer. Alternativt kan man vælge et skema, som er udviklet til en speciel patientgruppe, f.eks. patienter med endometriecancer. Her omhandler skemaet nogle problemstillinger, som man ved kvinder med endometriecancer har. En anden mulighed er at kombinere dem og både bruge et generisk og et specifikt skema til at afdække populationen. Hvis spørgeskemaet ikke forefindes på dansk, så skal det selvfølgelig oversættes, så patienterne fuldstændig forstår det. Man må sikre sig, at der ikke er gået noget tabt i oversættelsen.

Inden man laver en spørgeskemaundersøgelse, bør man gøre sig klart, at der er rigtig megen logistik i, hvordan det rent praktisk skal foregå. Er det noget, der skal køre over nettet? Er det noget, der skal køre face to face, eller er det noget der skal køre per post osv. Man skal være forsigtig med, at ens testbatteri ikke bliver for omfattende i tid. Det der sker, er at respondenterne bliver trætte, og kvaliteten af besvarelserne bliver dårlige. Man skal oftest stile mod 15-20 minutter. Det er maksimum, for hvad patienterne orker at svare på. Man skal altså vælge det vigtigste. Man bør på et tidligt tidspunkt, lidt analogt med at lave en disposition til et interview, tænke hele processen igennem. Man skal allerede i designstadiet overveje, hvem er det jeg gerne vil sammenligne med? Når jeg får mine data ud, er det da nogle andre typer patienter, der fejler det samme, eller er det andre grupper, jeg ønsker at sammenligne med?

Det er en god idé, at patienterne på forhånd er forberedt på tidsperspektivet i undersøgelsen. Det kan man gøre ved at angive, at det ca. tager x antal minutter at udfylde skemaet.

For at finde ud af hvor lang tid dit testbatteri tager, skal du teste det. Dette kan du gøre på folk du kender, på patienter osv. Dette skal gøres både, hvis det er spørgeskema, man skal svare på skriftligt, eller hvis det er face to face. Det er meget vigtigt, at man får checket det igennem og laver en ordentlig pilottestning, så man finder ud af, hvordan det kan hænge sammen.

validering af spørgeskemaer og enkelte spørgsmål

- **neutralt formuleret**
- **formuleret kort, og med korte ord**
- **præcist og entydigt og hele sætninger**
- **brug kun lægmands/ almindelige ord**
- **spørg kun om én ting** er du ængstelig eller deprimeret?
- **tjek overensstemmelse mellem spørgsmål og svarmulighed**
- **er svarkategorierne gensidig udelukkende**
- **på en skala....neutral plads/hvile mulighed ?**

Hvis man kaster sig ud i at formulere sit eget spørgeskema, eller man vælger at bruge validerede spørgeskemaer, og tilføjer enkelte spørgsmål, så er det meget vigtigt, at man går sine spørgsmål igennem, og de er fuldstændig krystalklare. Morten Frey og Henning Olesen har lavet to meget gode rapporter, hvor der er nogle checklister om, hvordan du går dit spørgeskema igennem for at være sikker på, at alt er opfyldt. Det handler om, at det skal være neutralt formuleret, kort, med korte ord, være tydeligt, og der skal ikke være nogen tvivl hos respondenten, hvad det egentlig er der menes med spørgsmålet. Det skal selvfølgelig være fuldstændig renset for alt, hvad der hedder fagsprog, så patienterne kan forstå det. Spørg kun om én ting ad gangen. At bruge dobbeltspørgsmål er udelukket. Hvis man f.eks. spørger, er du ængstelig eller deprimeret, så spørger man faktisk om to ting, og det går ikke. Man skal kontrollere, at der er overensstemmelse mellem det spørgsmål man stiller, og de svarmuligheder patienterne får, og de skal være gensidige og udelukke hinanden.

Der har været mange diskussioner om, når man bruger en 3-punkts, 5-punkts eller 7-punkts skala, og hvad er det bedste at bruge. Den gyldne regel er, at patienterne skal have en neutral plads. Der skal være en mulighed for at hvile. Man skal ikke hele tiden være tvunget til at skulle tage stilling i ydergrupperne.

nogle validitets begreber

"the degree to which a test measures what it is supposed to measure"

* **face** – testpersoner og forskeren selv, kan ej måles

* **content** – dækker spørgsmålet området

* **construct** – begreb, passer det med teorien/hypoteser på området/holder det på tværs af kulturer

* **convergent** – korrelere med andre test på samme felt

* **predictive validity**- evne til at prediktere noget

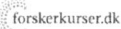
forskerkurser.dk

Man kan ikke tale om spørgeskema uden at komme ind på validitet. Validitet handler om, i hvilken grad en test måler det, den er sendt ud for at måle. Der bliver her nævnt nogle enkelte begreber omkring validitet, men der er i virkeligheden dobbelt så mange. De mest almindelige er som følger:

Face validity. Det drejer sig om at når man ser på et spørgeskema, at man intuitivt, både som forsker og som respondent f.eks. tænker, jamen det siger noget omkring smerteintensitet.

Content validity: Dækker de spørgsmål der er i spørgeskemaet hele området?

Construct validity: Dette drejer sig om det overordnede begreb, passer de teorier og hypoteser som er indenfor området med dette skema? Holder det på tværs af kulturer? Altså ville patienter fra forskellige samfundslag svare ens på det her?

<u>Convergent validity</u>: Korrelerer testen med andre tests, der er på det samme område? Det handler altså om at sikre, at hvis man udvikler et nyt skema, at det er i tråd med de gængse på området.

<u>Predictive validity</u>: skemaernes evne til at prædiktere en bestemt event.

reliabilitet

"the extent to which an experiment, test, or measuring procedure yields the same results on repeated trials"

- **intern konsistens** – graden af indbyrdes forbindelse mellem items/spørgsmål (Cronbachs alfa, 0.5-0.9)

- **Reliabilitet** – forholdet mellem den totale varians i målingerne og den "sande" forskel mellem respondenterne,

- **Målefejl** test-retest, inter-rater, stabilitet over tid

forskerkurser.dk

<u>Reliabilitet validity</u>: I hvor høj grad kan et redskab reproducere de samme resultater ved gentagne forsøg. Her taler man om tre begreber: intern konsistens, altså graden af hvordan spørgsmålene internet i skemaet hænger sammen. Dette bliver i artikler refereret til med Chronbachs alfa. Hvis denne er lav, er der lav intern konsistens, og hvis den er høj, er det omvendt. Reliabilitet er altså forholdet mellem den totale varians i målingerne, og den sande forskel mellem respondenterne. Målefejl kontrollerer man for ved test/re-test, man checker altså om det stabilt over tid. Man checker også, om to

forskellige interviewere får de samme resultater. Det handler alt sammen om stabiliteten af måleredskabet.

responsivitet

- **svarprocent for valid analyse – er din stikprøve repræsentativ ?** er der risiko for response-bias?
- **nogle tidsskrifter foreslår 80% andre 60%** noget lavere for e-mail baserede
- **beskriv dit studies response rate + udregningsmåden**
- **beskriv reminders & follow-up**
- **diskuter evt. response-bias**

forskerkurser.dk

Responsitivitet handler om hvor mange af sine skemaer man skal have tilbage for at kunne foretage en valid analyse. Dette er selvfølgelig ikke det store problem, hvis man sidder overfor patienterne, og har bedt dem om at svare og selv har ført kuglepennen, så man er 100 % sikker på, at de har svaret fyldestgørende. Hvis man derimod har et skema, som man sender ud, hvor man er afhængig af at folk sender tilbage eller afleverer, er der stor risiko for response-bias. Dvs. at dem der ikke svarede havde en væsentlig mening eller en væsentligt holdning til emnet, som vi ikke får frem. En gylden tommelfingerregel for, hvor meget man skal have tilbage for at kunne tale om at det er validt, er ikke tilgængelig. Nogle tidsskrifter foreslår, at man bør have svar fra 80 %, altså respons-raten, og der er nogle der siger 70% og lidt lavere. Det absolutte minimum synes at være omkring 60%, men det er arbitrært, så det afhænger også af den givne situation

Det er intuitivt, at jo mere personlig kontakt du har, jo mere forpligtet føler patienterne sig. Jo tættere kontakt der er mellem respondenten og forskeren jo bedre.

I forhold til at reminde, så er succesraten for at man får mere tilbage større, jo flere gange du reminder. Der er selvfølgelig en høflighedsgrænse, og er det i orden, at vi nærmest stalker patienterne i tid og evighed? Det er selvfølgelig ikke rimeligt, og det burde man også fra starten sige til patienterne. Man bør oplyse patienten om, at de nu har fået spørgeskemaet, og fristen er en given dato, men hvis de ikke svarer, vil man prøve én gang til, for måske har vedkommende bare glemt det. Normalt vil man sige, at to remindere må være tilstrækkeligt. Hvis patienterne ikke har svaret derefter, så vil de nok ikke svare.

En god idé kan være at man sender postkort ud med almindelig post som en venlig påmindelse. Det skal være meget flotte blomsterbilleder, der pryder det, da det har en effekt at det er noget pænt. Det skal ikke være noget hospitalsrelateret.

Responsbias

Hvis man står i den situation, at man har forsøgt sig med mange remindere, og man stadig ikke er kommet op på en tilfredsstillende responsrate, er der ikke andet at gøre end at redegøre for, hvad man har gjort i artiklen. Man må redegøre for, hvad ens responsrate er, og hvordan man har regnet den ud. Man kan derudover redegøre for, hvilke reminders man har anvendt.

Hvis der er responsbias i dit studie, så prøv at diskutere, hvad man har gjort for at undgå det, og hvad kan den indbyggede konflikt i forhold til det være? Man kunne også overveje, om det er et helt andet design, man skal ud i, og om det i virkeligheden skal være et interview-studie.

Nyttige links

www.proqolid.org - database, 2002, condition of use, translation, references

www.spoergeskemaer.dk +/- validerede, bevægeapparat, geriatri, pædiatri. generiske SF 36, EQ-5D, fri/licens,

www.cosmin.nl- 2005, checkliste til validering af metodologisk kvalitet på sundhedsvidenskabelige målemetoder

www.fda.gov.downloads/drugs/guidence/UMC19 3282 -43 p rapport om patient reported outcomes - validering

da.surveymonkey.com- 10 spg, gratis, nemt og netbaseret

forskerkurser.dk

Disse links er en meget god hjælp, hvis man er nybegynder indenfor emnet, og særligt den førstnævnte hjemmeside kan anbefales. Det er en meget stor database, som blev startet i år 2002, hvor man kan gå ind og skrive den population man arbejder med, og så lister de simpelthen op alle Sundhedsrelaterede spørgeskemaer, der er indenfor det område med referencer og items. Derudover er der angivet, hvordan det skal anvendes, om det er til skriftlig eller mundtligt brug, hvilke erfaringer der er med det, om der kræves licens eller ej, og i så fald hvor man skal henvende sig. Spørgeskema.dk er også et rigtig godt link. Det er oprindeligt lavet af fysioterapeuter, der arbejder med psykometri og målemetoder. Der er meget omkring bevægeapparatet, smerter, geriatri, pædiatri, og en del af de generiske spørgeskemaer ligger som pdf-filer, med de forskellige redskaber, også med hints om det er licens eller om man bare kan tage det. Cosmin hjemmesiden fra år 2005 er et internationalt samarbejde, hvor man er gået sammen om at sige, hvad man skal igennem, hvis man skal validere et spørgeskema meget minutiøst fra a-z. På denne side er der en hel række af emner, man skal gå igennem, og der er en checkliste, man kan følge. Der ligger meget undervisningsmateriale om, hvilke forskellige punkter i forhold til validitetscheck, man skal gennemgå. Den næstnederste er fra FDA, og det er en informativ rapport på ca. 50 sider omkring patientoutcome, patient reportet outcomes, om hvordan man vurderer og igen validerer et spørgeskema. Den nederste er, hvis man for sjov vil lave et lille hurtigt spørgeskema med enkelte spørgsmål, så er der plads til 10 spørgsmål. Det er gratis, nemt og netbaseret, så man kan prøve sig frem, hvis man har lyst til det.

take home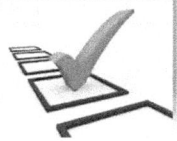

- **brug velfungerende valide spørgeskemaer der måler det, du ønsker skal måles**
- **det er en kæmpe opgave at udvikle sit eget**
- **OK at lave oversættelse, men det følger skabelon**
- **lav pilot test af dit testbatteri**
- **husk repræsentativ stikprøve**

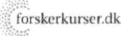
forskerkurser.dk

Når man arbejder med spørgeskemaer, så handler det om, at man finder nogle valide spørgeskemaer, og man er sikker på, at de måler lige præcist det, som man er ude efter at få afdækket. Man skal vurdere spørgeskemaets validitet, og vurdere om den population, som man arbejder med, er det som skemaet er designet til. Lav en pilottest af dit test-batteri, så du sikrer dig, at det ikke bliver for langt eller for omfattende, og lav din dataindsamling, så din stikprøve er repræsentativ, og vær opmærksom på de analyser, du får ud af det. Hvad kan du i virkeligheden slutte ud fra dem?

Hvor mange patienter man skal inkludere i pilottesten kommer an på, hvor stort studiet er. Hvis man allerede efter 2-3 patienter har kunnet se, at det er alt for omfattende, så bør man lave det om og prøve det af igen, og se om det dur. Man kan evt. rapportere det i ens metode, hvordan man har testet redskabet. Der er ikke nogen gylden regel for, hvor mange man skal teste, inden man kan bruge det. Man bør fortsætte, indtil der er en mæthedsværdi. Face validity er ikke noget, man kan måle med tal. Det skal være nemt, intuitivt, og virke logisk for patienterne.

Kvalitativ forskning

Der er overordnet set to forskningstraditioner: Den positivistiske, som ofte bliver brugt i lægevidenskaben, og så den socialkonstruktivistiske, som ofte bliver brugt inden for det humanistiske felt. Den socialkonstruktivistiske tradition undersøger de sociale konstruktioner, der er mellem mennesker eller i det felt, de opererer i. Det kan stilles op som angivet på billedet:

To traditioner

Den positivistiske tradition:
*   Naturvidenskab (science)
*   "Ægte"videnskab
*   Sandhedssøgende
*   Målbare *objektive* data
*   Hårde data (kvantitative data og metoder)

Den socialkonstruktivistiske tradition:
*   Samfundsvidenskab og humaniora
*   Naturalistic/interpretive Inquiry
*   Fortolknings*kunst*
*   Forståelsessøgende
*   Kommunikerbare *subjektive data*
*   Bløde data (kvalitative data og metoder)

forskerkurser.dk

Man kan dele de to forskningstraditioner op mellem hårde og bløde data. De bløde data ligger ofte under for forskellige myter – f.eks. at data er frembragt ved, at forskeren føler sig frem til nogle konklusioner, som i bund og grund siger mest om, hvordan forskeren selv ser verden og ikke så meget om informanternes syn på verden.

Myter om kvalitativ forskning

"Det må være så dejligt let at lave forskning, hvor man skal snakke lidt med nogle danskere. Man samler måske en fokusgruppe på 10 personer eller interviewer en håndfuld mennesker og kigger lidt på, hvad de laver i hverdagen – og så føler man sig frem til nogle konklusioner, som i bund og grund siger mest om, hvordan man selv ser verden som forsker".

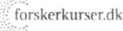

forskerkurser.dk

I den kvalitative forskning går man ind og ser på de sociale mønstre i forskellige processer indenfor et afgrænset område. Kvantitativ betyder interesse i – dvs. hvordan siges, opleves, fremtræder, udvikles, optager, beskriver, forstår eller fortolker man et emne. Man går ind og konstruerer de menneskelige erfaringer for at se bag om det, som mennesket siger. Når man spørger folk i en samtale om et specifikt emne, så vil de sætte deres meninger eller holdning til skue. Man vil derfor som forsker igennem sin kvalitative metode begynde at konstruere de erfaringer, der ligger i de forskellige meninger og holdninger.

Kvalitativ metode

- Fokuserer mindre på årsagssammenhænge, men i stedet på, hvordan mennesker opfatter verden og for eksempel hvilke relationer, der betyder noget for vores handlinger
- beskriver – regner det ikke ud
- resultaterne kan ikke generaliseres
- udforskende

Man fokuserer mindre på årsagssammenhænge, men i stedet på, hvordan vi mennesker opfatter verden og for eksempel hvilke relationer, der betyder noget for vores handlinger.

Der kan være forskellige tilgange til det kvalitative forskningsfelt ved forskellige forskningsstrategier.

kvalitative tilgange

- Fænomenologisk
- Hermeneutisk
- Grounded theory
- Narratologisk
- Diskursanalyse
- Kritisk teori

I den kvalitative forskning er der en række begreber, som man bør mestre. Det hyppigste man møder, hvis man læser artikler om fokusgruppe-interviews er f.eks., at det er udført med en fænomenologisk-hermeneutisk tilgang. Fænomenologi betyder det som fremtræder i vores bevidsthed i form af oplevelser og begivenheder. Fænomenologien søger at komme bag om menneskets erfaringer, deres opfattelser, ideer eller stereotype billeder. At man aldrig skal tage for givet at man ved, hvordan en anden tænker, føler og oplever tingene, og man skal se bort fra ens egne antagelser, teorier og refleksioner. Hermeneutik er at opnå forståelse af menneskets livsverden gennem fortolkning, og man inddrager sin forforståelsen, som derved bliver fundamental for den nye erkendelse.

Forforståelse

Hvad vi har med i vores rygsæk
- **Erfaringer**
- **Teorier**
- **Faglige perspektiv**

forskerkurser.dk

Forforståelsen er det vi selv har med i rygsækken, og det vil derfor typisk influere på vores fortolkning. I den hermeneutiske tilgang er det essentielt, at man inddrager sin forforståelse i fortolkningen og derved når til en ny erkendelse. De fleste anerkender, at forforståelse ikke kan fjernes fra forskerens bevidsthed, men den kan tøjles. Fortolkning må altid finde sted.

Metoder

- **Individuelle interview**
- **Fokusgruppe interview**
- **Feltarbejde**
- **Aktionsforskning**
- **m.m.**

Der er forskellige forskningsmetoder indenfor det kvalitative område, men I vil formentlig hyppigst komme i berøring med interview-studierne. Dette kan være som individuelle interviews eller hyppigere som fokusgruppe-interviews. Når man skal rekruttere deltagere til f.eks. et fokusgruppe interview, så vil man søge at rekruttere mennesker, som har oplevelser omkring det givne emne. Man tilstræber at opnå så varierede beskrivelser som muligt, dvs. det gælder om at finde forsøgsdeltagere, som har forskellige baggrunde, der kan påvirke deres svar. Det kan eksempelvis være mennesker af forskellige køn, uddannelse og måske bopæl, delt op i land og by. Det handler om at få maksimal variation hen over de kvalitative kriterier. Antal deltagere varierer, men en grov tommelfingerregel er mellem 5-15 deltagere. Essensen er at man skal nok informanter til man opnår data-mæthed (dvs. de begynder at sige det samme), og det opnår man typisk ved et deltagerantal mellem 5 og 15 personer.

Den fænomenologiske forsker vil have fokus på bredt formulerede spørgsmål, fænomenet mere end informanterne, og fokus på specifikke situationer, hvor fænomenet indgår. Den hermeneutiske forsker har fokus på, hvad fænomenet betyder for informanterne, og hvordan de forstår fænomenet. Her er det muligt at lægge en teori ind over interview-guiden.

Design og validering af interview undersøgelse

7 Faser

- Tematisering - formålet med undersøgelsen
- Design - planlæg undersøgelsen, lav interviewguide
- Interview - gennemfør interview, 2 forskere
- Transskription - klargør materiale til analyse
- Analyse - afgør hvilke analyse metoder der passer til interviewet
- Verifikation - fastslå validiteten, hvor konsistente er resultaterne, undersøger interviewet det, det har til formål at undersøge
- Rapportering - artikel skrivning

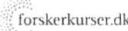

forskerkurser.dk

Design af studie

Når man skal designe sit kvalitative studie, er Steiner Kvale et godt sted at starte for at opnå en god tilgang til feltet. De 7 faser er en overordnet huskeliste, eller opskrift på temaer, der skal overvejes, inden man går i gang. Som i den kvantitative forskning, skriver man også en protokol i den kvalitative forskning over sit studie.

Validering

I den kvalitative forskning er det flere måder at sikre sig validitet på. Ofte indgår forskeren selv i genereringen og analysen af data, og det er derfor vigtigt, at man som forsker forholder sig aktivt til egen rolle og egen forforståelse, dvs. hvilke erfaringer, meninger og holdninger man har med sig som forsker.

Der er forskellige måder at sikre sig validiteten i sit studie. En metode er, at man netop udarbejder en protokol. Det er vigtigt, at man beskriver sin proces, så den fremstår så gennemskuelig som mulig. Hvad vil man, hvordan har man tænkt sig at gøre det, og hvem skal undersøges?

Analyse

Den sidste del af processen er selve analysen af data. Når man har sine data klar, går selve analyseprocessen i gang. Her findes der forskellige analysemetoder, som man kan benytte, og her er det vigtigt, at man åbent har beskrevet, hvilken analyseform man har tænkt sig at bruge i bearbejdningen af data. Ved at beskrive sin analysemetode sikrer man sig en større validitet, da det gør det muligt at se og forstå, hvordan forskeren er kommet frem til sine resultater.

Ovenstående billede er et eksempel på, hvordan en analyse af data kan se ud, når den er færdig og gennembearbejdet. Datamaterialet deles op i meningsenheder på baggrund af tekstens betydning, og de forskellige emne-områder tildeles forskellige farver.

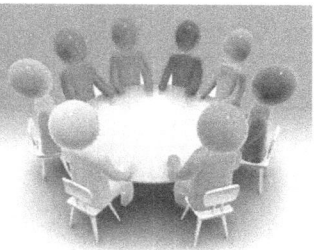

take home

- **kvalitativ forskning er "rigtig" forskning**
- **kan afdække noget, som kvantitativ forskning ikke kan**
- **du kan ikke være ekspert i både kvantitativ og kvalitativ forskning**
- **du skal vide, hvad det kan bruges til**
- **indgå partnerskab**

forskerkurser.dk

Good Clinical Practice

Good Clinical Practise – også kendt som GCP – er et regelsæt man skal overholde når man udfører forsøg med lægemidler i Danmark. Det er et regelsæt der tilskriver hvordan man bør dokumentere sine fund, opbevare sin forsøgsmedicin, blodprøver osv. Lovgivningen om Good Clinical Practise (GCP) fremgår af Bekendtgørelse af Lov om Lægemidler og er indskrevet i §88. §88 tilsiger, at kliniske forsøg med lægemidler kun må udføres, når Sundhedsstyrelsen har givet tilladelse til forsøget. §88 stk. 2 tilsiger så, at forsøget kun må udføres når det laves i overensstemmelse med GCP. Det er Sundhedsstyrelsen der fastsætter reglerne om GCP og dermed hvilke standarder for planlægning, gennemførelse og rapportering forsøget skal overholde. Læg også mærke til, at det altså kun er forsøg med lægemidler og endnu ikke omfatter forsøg med implantater eller operationer/kirurgi.

Lovkrav til alle lægemiddelforsøg i DK

Bekendtgørelse af lov om lægemidler

- *Kliniske forsøg med lægemidler m.v.*
- **§ 88. Et klinisk forsøg med lægemidler** *må kun udføres*, **når** Sundhedsstyrelsen **har givet tilladelse til forsøget. Ved forsøg på mennesker skal der desuden foreligge en tilladelse til forsøget fra en** videnskabsetisk komité, **jf. lov om videnskabsetisk behandling af sundhedsvidenskabelige forskningsprojekter.**
- *Stk. 2.* **Forsøg med lægemidler på mennesker skal foregå i overensstemmelse med** god klinisk praksis. **Sundhedsstyrelsen fastsætter regler om god klinisk praksis, herunder om kvalitetsstandarder for planlægning, gennemførelse og rapportering af kliniske forsøg.**

https://www.retsinformation.dk/Forms/R0710.Aspx?id=146586

forskerkurser.dk

GCP er et begreb og regelsæt der opstod efter en konference kaldet " The International Conference on harmonisation of technical requirements for registration of pharmaceuticals for human use" (ICH). Dem der var med til konference var EU, repræsenteret ved European Medicins Agency (EMA) og europakommisionen, Japan, USA, Canada og Schweiz. Selvom det "kun" er Europa og de andre lande der var med til konferencen er det et regelsæt der bliver overholdt og adopteret i en lang række andre lande. Disse regler er nu indskrevet i Dansk Lov.

GCP i dansk lov

Bekendtgørelse om god klinisk praksis i forbindelse med kliniske forsøg med lægemidler på mennesker

§5 *Stk. 2.* Sponsor skal sikre, at forsøget følger de til hver tid gældende retningslinjer udstukket i EU samt gældende ICH guidelines for GCP.

§ 15. Sponsor skal sikre, at der foretages monitorering før, under og efter forsøget under hensyntagen til forsøgets karakter og risiko.

https://www.retsinformation.dk/forms/R0710.aspx?id=152402#Not1

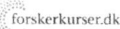

Lovteksten findes i den bekendtgørelse der handler om GCP i forbindelse med kliniske forsøg med lægemidler på mennesker. I §5, stk.2 står der at sponsor skal sikre, at forsøget følger de til enhver tid gældende retningslinjer udstukket i EU samt gældende guidelines for GCP. Det betyder altså, at det ikke er dansk lov, men derimod er et EU regelsæt, som man skal overholde. Det er i §15 beskrevet, at det er sponsor, der skal sikre, at der er monitorering, før, under og efter forsøget. Man er altså som sponsor ansvarlig for at overholde disse regler og sørge for at de er implementeret på den rigtige måde. Sponsor kan være en virksomhed, men kan også være en institution eller en enkelt person. Sponsor har ansvaret for at sætte forsøget i gang og for at lede det. Det er ikke nødvendigvis sponsor i denne sammenhæng der finansierer forsøget, men det kan det være. Ofte vil man som forskningsårsstuderende og/eller ph.d.-studerende have sin vejleder stående som sponsor, da det er et krav, at man har været med til at lave forsøg tidligere for at kunne være sponsor for et projekt. Det gode ved at der er tale om et internationalt gældende regelsæt er, at ens forsøg kunne anderkendes også udenfor Danmark, da man ved at overholde GCP-retningslinjerne kan dokumentere, at forsøget er udført korrekt og registreret korrekt.

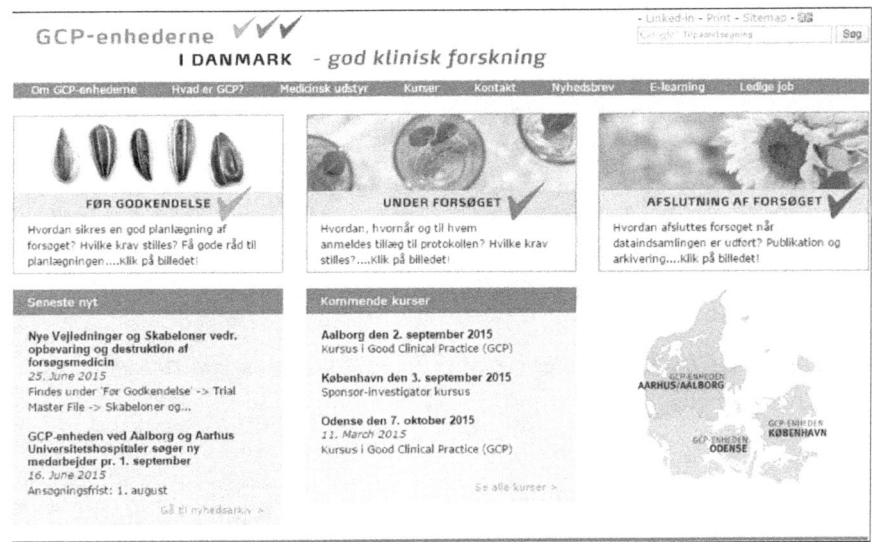

Det er et stort og kompliceret regelsæt at sætte sig ind i når man skal lave et forsøg med lægemidler. Derfor har man i Danmark oprettet det der hedder GCP-enhederne, som har til formål at hjælpe forskere med at overholde disse regler. Der findes 3 GCP-enheder i Danmark, 1 i Ålborg og Århus, 1 i Odense og 1 i København. Det er vigtigt at holde sig for øje, at enhederne er oprettet med det formål at hjælpe forskere med at overholde GCP og dens lovgivning og altså ikke er til for at forhindre eller stoppe forskerne i at udføre deres forsøg. GCP-enhederne har en fælles hjemmeside der findes på www.gcp-enhed.dk. På hjemmesiden kan man finde information om hvad man skal have styr på før forsøget og før man har forsøget godkendt, hvordan man skal forholde sig under forsøget og endeligt hvordan man skal afslutte forsøget. Derudover tilbyder GCP-enhederne en række kurser, som kan være rigtig fornuftige at tage, hvis man skal være involveret i et lægemiddelforsøg. Udover at kunne råde og vejlede forskere i korrekt skrivning af protokoller, udførelse og registrering af forsøget og afrapportering kan GCP-enhederne også tilbyde monitorering. Det er et krav iflg. GCP-bestemmelserne, at forsøg med lægemidler skal .... af eksterne personer. Det foregår ved monitoreringsbesøg, hvor en medarbejder fra GCP-enheden besøger det sted hvor forsøget udføres og gennemser al dokumentation er i orden og papirer er korrekt udfyldt og medicin og evt. blodprøver opbevares korrekt.

Der er nogle forskere der ser disse monitoreringsbesøg som en hæmsko i hverdagen og et irriterende element, men man skal huske, og måske minde medarbejderen fra GCP enheden om, at de er til for at hjælpe forskere og altså ikke til for at stoppe forskere.

Start med Trial Master File

§ 17. Forsøgets Trial Master File skal omfatte relevante dokumenter og relevant materiale m.v., som fremgår af bilag 2 til denne bekendtgørelse, og som gør det muligt både at gennemføre et klinisk forsøg **og løbende at vurdere kvaliteten af de data, der frembringes, herunder hvorvidt sponsor og investigator har overholdt principperne og retningslinjerne for god klinisk praksis.**

GCP-bekendtgørelsen

forskerkurser.dk

GCP-bekendtgørelsen indeholder en lang række krav til al den dokumentation der skal foreligge før forsøget går i gang. Der skal selvfølgelig være en protokol, men udover dette skal der være en lang række andre dokumenter, som skal være lavet. Når man starter med planlægning af et lægemiddelforsøg er det en god idé at starte med at lave en trial master file. I GCP-bekendtgørelsen §17 står der, at trial master file skal omfatte relevante dokumenter og relevant materiale, som gør det muligt både at gennemføre et klinisk forsøg og løbende vurdere kvaliteten af data der frembringes. Trial master file er altså en samling af alle relevante dokumenter til forsøget. Det er i trial master file man vil have protokollen og alle tidligere versioner af protokollen liggende. Trial master file vil indeholde evt. spørgeskemaer, kuverter, deltagerinformation osv. osv. Der skal bruges i projektet.

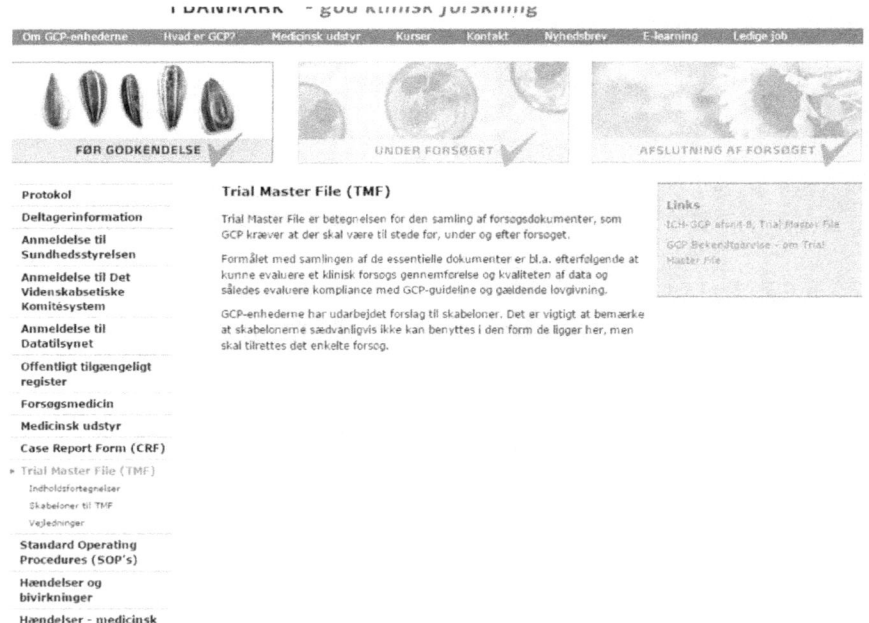

På GCP-enhedens hjemmeside kan man under fanen før godkendelse finde instruktion om trial master file. Her kan man finde en indholdsfortegnelse (slide 8) til en trial master file. Det er selvfølgelig ikke alle elementer i en trial master file der er relevante for alle projekter. Det er dog en god idé sammen med sin vejleder, at se trial master file indholdsfortegnelsen igennem og diskutere hvilke dokumenter der skal produceres. På denne måde kan man hurtigt komme i gang med at lave det relevante materiale og kan undgå at lave materiale man alligevel ikke har brug for. Et af de vigtigste dokumenter i trial master filen, udover protokollen, er CRF'en.

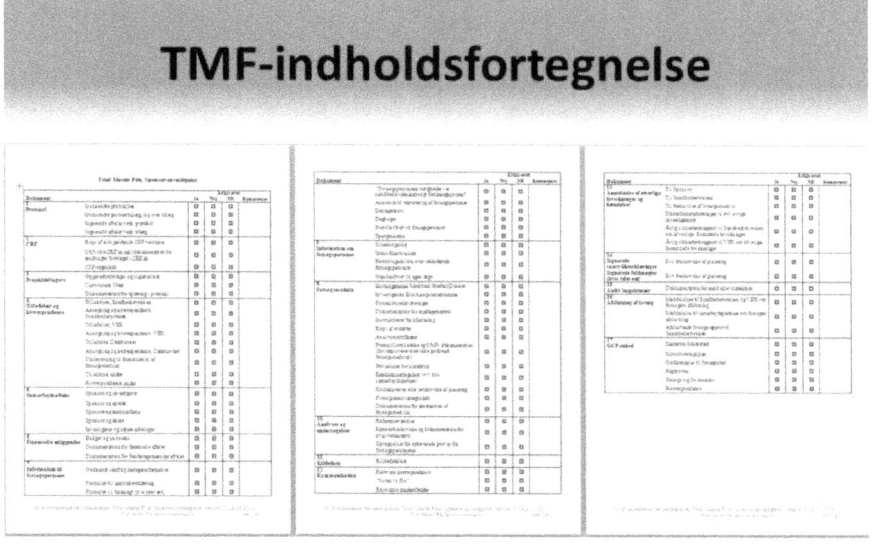

forskerkurser.dk

CRF står for Case Report Form. Dette dokument skal man bruge hver gang man har med en forsøgsperson eller patient at gøre. Dokumentet skal være designet så man kan opsamle alle data som iflg. protokollen skal indsamles. Der skal altså være en CRF til hver eneste forsøgsdeltager. Det er ikke et krav at CRF'en er i papir – den kan også findes elektronisk. Det kan dog ofte være dyrt og besværligt at arbejde med elektroniske CRF'er, så de fleste mindre forsøg arbejder med gode gammeldags papir CRF'er.

Dokument		Arkiveret: Ja	Nej	NR	Kommentar
1. Protokol	Godkendte protokoller	☐	☐	☐	
	Godkendte protokoltillæg, log over tillæg	☐	☐	☐	
	Signerede aftaler vedr. protokol	☐	☐	☐	
	Signerede aftaler vedr. tillæg	☐	☐	☐	
2. CRF	Kopi af alle gældende CRF-versioner	☐	☐	☐	
	Udfyldte CRF'er inkl dokumentation for ændringer foretaget i CRF'er	☐	☐	☐	
	CRF-regnskab	☐	☐	☐	

Man kan selv designe sin CRF, men der er selvfølgelig også krav til hvordan den skal udformes. På GCP enhedens hjemmeside kan man finde et forslag til en indholdsfortegnelse og ikke mindst et forslag til en skabelon. CRF'en bør indeholde en vejledning om udfyldelse af CRF'en, in- og eksklusionskriterier, information om evt. randomisering og selvfølgelig en identifikation af forsøgsdeltageren. Dernæst bør der være relevante skemaer, afkrydsningsfelter eller tekstfelter, hvor man kan registrere al relevant information fra de forsøgsdage eller forsøgsdeltageren har. Det er vigtigt, at CRF'en holdes i et klart og tydeligt sprog og hvis man benytter sig af afkrydsningsfelter, ikke har mulighed for at tolke hvad der bliver krydset af. Derudover er det en god idé at have felter til at signere, så man ved hvem der har indsamlet hvilke data. Opbevaring af CRF'erne er ikke beskrevet i GCP-bekendtgørelsen, da det er et anliggende for Datatilsynet. Men CRF'er med personhenførbare data skal opbevares bag 2 aflåste døre, eksempelvis låst dør på kontoret, og på kontoret et aflåst skab.

Case report form = CRF

Definitioner:

Case report form: Et dokument, evt. elektronisk, der er designet til at opsamle alle data, som ifølge forsøgsprotokollen skal rapporteres til sponsor om hver enkelt forsøgsperson

CRF indhold og udformning

Indhold:	Side/flap
Vejledning til udfyldelse af CRF	
Inklusion	
Evt. randomisering	
Besøg 1 (on study)	
Besøg 2	
Besøg 3	
Kommentarer	
Hændelser	
Samtidig medicin	
Medicinregnskab	
End of study	

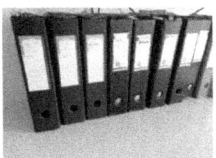

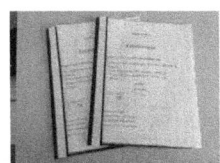

forskerkurser.dk

Praktisk data-management

Den nemmeste løsning til at opbevare alle sine filer er i skyen. De fleste benytter sig i dag af enten Dropbox, Google drive, One drive osv. til at opbevare private dokumenter eller billeder. Mange spørger om man må bruge disse løsninger når det drejer sig om forskningsdata, men det må man ikke.

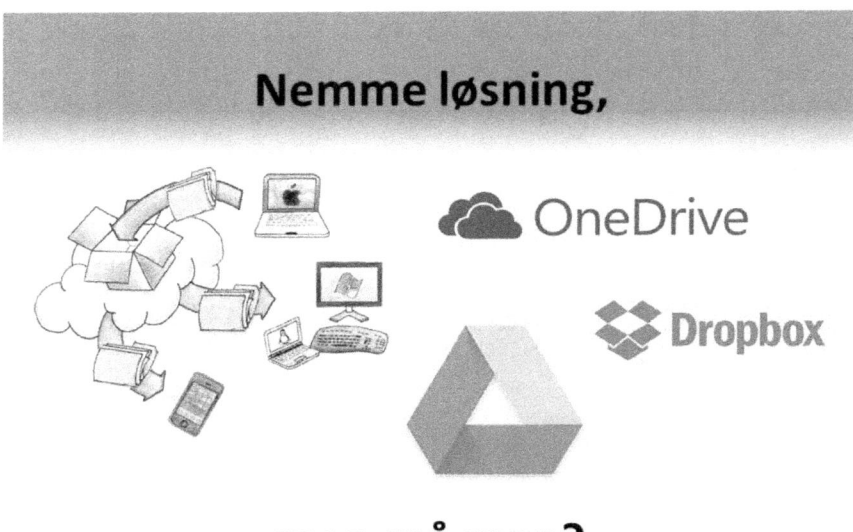

Vi har haft kontakt med Datatilsynet, fordi vi ønskede at benytte Google drive til at opbevare pseudo-anonymiserede data. Pseudo-anonymiserede data er data, hvor patientens navn og andre personhenføre oplysninger er koblet til et ID-nummer og dette ID-nummer bruges så i andet ark eller anden database til at registrere alle relevante informationer til projektet. Eksempelvis kan man have forsøgsdeltager 1 og så i den ene fil have stående hvem forsøgsdeltager 1 er, og så i en anden et andet ark står der alle informationerne om forsøgsdeltager 1 så som højde, vægt, behandling, relevante outcomes, målinger osv. Vi spurgte Datatilsynet om det var OK at benytte Google Drive til opbevaring af pseudo-anonymiserede data. De gav et meget klart svar (det må man ikke), hvor de bl.a. skrev, at Google Drive er underlagt den Amerikanske Patriots Act hvilket betyder, at Den Amerikanske Efterretningstjeneste tillader sig selv at læse data. Derudover risikerede vi at komme på kant med Krigsretsreglen, da vi ikke kan vide hvor data befinder sig. Google har ligesom mange andre cloude-løsninger servere placeret mange steder i Verden, og iflg. Datatilsynet har Google også servere placeret på skibe der sejler rundt i Verden. Det betyder altså, at man ikke ved hvor data er opbevaret og at man kan risikere, at et skib med en server, hvor ens data befinder sig, kan sejle ind i et fjendtligt territorium. Det er selvfølgelig strengt forbudt. Region Hovedstaden har dog aftaler med løsninger kaldet Enalyser og Survey Xact. Disse løsninger er godkendt af Datatilsynet og kan bruges til at opbevare data.

Kære Kristoffer,

Googledrev kan ikke accepteres i den sammenhæng du beskriver. Selvom patienterne kun taster et patient ID ind, så har du jo en nøglefil – dvs data er pseudoanonymiserede – og skal beskyttes som om de var direkte henførbare.

Googledrev er amerikansk – dette betyder at:

De er underlagt den amerikanske Patriots act – dvs. den amerikanske efterretningstjenester tillader sig selv at gå ind og læse alle data.

Derudover skal vi j.f. DK lovgivning (Krigsretsreglen) vide hvor data befinder sig – det kan vi ikke med en cloud løsning da data ligger spredt på flere servere – ydermere ved vi med Google at nogle af deres servere befinder sig på skibe som sejler rundt i verden – og de kan komme i et for os fjendtligt territorium.

Af samme grund kan vi heller ikke anvende f.eks. dropbox og lignende tjenester.

Regionen har p.t. aftaler med
Enalyser
SurveyXact

Prøv at undersøg dem.

Med venlig hilsen
Informationssikkerhedskoordinator
IT Medico og Telefoni

Survey Xact er en online-løsning der er udviklet til at lave spørgeskemaer. Man kan altså lave et spørgeskema, hvor man kan registrere relevante informationer om forsøgspersonerne. Informationen der indtastes i Survey Xact skal dog stadig være pseudo-anonymiserede. Survey Xact er udviklet af Rambøll og Rambøll tilbyder kurser i brug af programmet. Det er relativt nemt at gå til, hvis man kender Google forms eller andre lignende programmer. Survey Xact har deres servere stående i aflåste bokse, der tages hele tiden backup, og al adgang til serverne, både elektronisk og fysisk er registreret og videoovervåget. Dermed overholder det kravene til opbevaring af data.

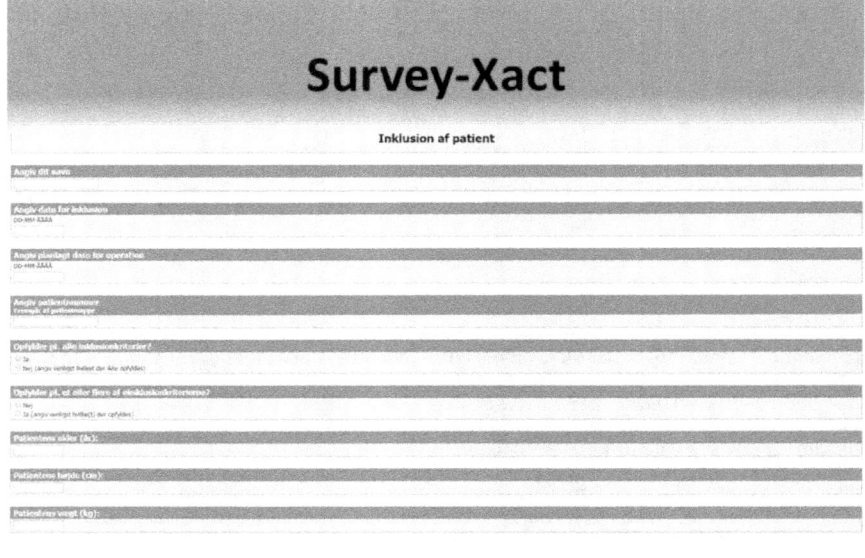

forskerkurser.dk

Før man indsamler data på personer skal man som udgangspunktet altid have lov af Datatilsynet. Datatilsynet skal give tilladelse til enhver behandling af personoplysninger der foretages for offentlig myndighed, hvilket af praktiske formål vil sige, den meste sundhedsvidenskabelig forskning. Rent praktisk skal man udfylde en sikkerhedsblanket og en anmeldelsesblanket. Anmeldelsesblanketten skal indeholde information om hvad formålet med dataindsamlingen er, hvilke oplysninger man ønsker at indsamle og fra hvilke personer man ønsker at indsamle data. I sikkerhedsblanketten skal man specificere hvordan man ønsker at opbevare data, om man benytter sig af papir eller elektroniske medier og hvor disse medier rent fysisk befinder sig. Det er sådan, at Datatilsynet har givet en paraplygodkendelse til Regionerne, således at man har en lokal kontaktperson man skal søge hos og ikke direkte hos Det Centrale Datatilsyn. Den lokale kontaktperson kan på vegne af Datatilsynet give den tilladelse man har brug for.

Datatilsynet skal altid give lov

Offentlige myndigheders anmeldelsespligt

Som udgangspunkt skal enhver behandling af personoplysninger, der foretages for en offentlig myndighed, anmeldes til Datatilsynet.

- Sikkerhedsblanket
- Anmeldelsesblanket

Sendes til lokale kontaktperson

(søges på intranettet)

forskerkurser.dk

Én af praktiske udfordringer når man indsamler data er hvor man skal opbevare data. Data indsamlet på papir skal opbevares bag to låse. Det kan være døren til kontoret der er aflåst og et aflåst skab på kontoret. I dag vil man dog have meget af sine data opbevaret på elektronisk. Der gælder klare regler for, hvor disse data må opbevares. Intet personhenførbart materiale må gemmes lokalt på computeren (c-drevet). Man må altså ikke gemme navn, cpr-nr. etc. lokalt på sin harddisk. Man må heller ikke gemme det på en ekstern harddisk, med mindre, at denne er krypteret og overholder de regler som Datatilsynet sætter. Det anbefales – og det er også det nemmest – at bruge lukkede mapper på hospitalets netværksdrev. Man må spørge sin lokale kontaktperson hvilke mapper man må opbevare data i. Oftest vil det være sådan, at man har et personligt netværksdrev, hvor man kan gemme sin nøglefil. En nøglefil er en fil, hvor personens navn og kontaktinformation kobles til et projektnummer. Så skal man have et andet netværksdrev i en såkaldt adgangsbegrænset mappe, som det kun er én selv eller andre personer involveret i projektet, der har adgang til. I denne mappe kan man så gemme den pseudo-anonymiserede data, hvor der for hver patient eller projektnummer er angivet alle relevante informationer til brug for projektet. Det kan være lidt besværligt at finde ud af, hvem man skal kontakte, men det er vigtigt at overholde disse regler, så man ikke ender med en sag som f.eks. Dansk Almenmedicinsk Database, der endte med først at blive lukket og dernæst slettet, da reglerne om opbevaring af personhenførbare data ikke var overholdt.

Hvor skal data opbevares?

- Intet personhenførbart må gemmes lokalt på computeren*
- Krypterede USB-stik *kan* accepteres
- Brug lukkede/egne mapper på netværksdrev

* Heller ikke pseudoanonymiserede data

Programmer

PC programmer

- **Wunderlist**
- **Office-pakken**
- **Graphpad**
- **SPSS, SAS**
- **PubMed to Excel eller Covidence**
- **Zoom**
- **Review Manager**
- **Dropbox**
- **Endnote, Mendeley**
- **Kliniske systemer**
- **E-mail**

forskerkurser.dk

Vi har gennem årene skiftet valg af programmer ud flere gange, men er i øjeblikket landet på følgende liste:

Wunderlist, Office-pakken; SPSS, SAS, PubMed 2XL, Covidence, Review Manager, Dropbox, Endnote, Mendeley, kliniske systemer, e-mail.

Wunderlist er en to-do liste som dækker alle platforme, den synkroniserer automatisk med din smartphone og de forskellige computere som du tilgår det på. Det fantastiske ved dette program er, at man kan dele to-do-listerne med andre og derved holde projekterne i gang på tværs af personer. Det har også en lang række andre spændende og gavnlige features så det kan klart anbefales. Er endvidere gratis.

Til tekstbehandling osv. anvender vi selvfølgelig office-pakken men til udarbejdelse af grafer supplerer vi med Graphpad som er meget nemt at tilgå og som laver meget flotte grafer til både artikler og præsentationer. Statistikprogrammerne SPSS og SAS anvendes som standard, men deres grafikmoduler er for dårlige til præsentation, hvorfor vi supplerer med Graphpad til dette. Til screeningsprocessen for systematiske reviews anvendes PubMed 2XL eller Covidence. Covidence er relativ ny i vores gruppe, men vi går formentlig mere over til dette. Zoom er et gratis konferenceprogram hvor man kan holde videokonferencer af op til 45 min varighed af meget høj kvalitet. Vi bruger dette til regelmæssig vejledermøder, hvor vejledergruppen ringer ind fra hvor end de befinder sig og de forskningsårs-studerende eller ph.d.-studerende får så et allokeret timeslot til rådighed og kan få vejledning til konkrete problemstillinger. Man kan udover almindelig videokonference ret simpelt dele sin computerskærm, så man kan følge med i forskellige dokumenter mens kan diskuterer problemstillingerne.

smartphone apps

- **Wunderlist**
- **Zoom**
- **Dropbox**
- **Smartphone-scanner**
- **Adobe Reader med underskrift indbygget**
- **E-mail**
- **Dictate + Connect**
- **Biostats Calculator Pro (tidl: Biocalc)**

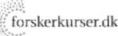
forskerkurser.dk

En smartphone er helt uundværlig som forsker. De vigtigste apps til smartphone som forsker er selvfølgelig ovennævnte wunderlist, så man altid har den med på farten og kan parkere sine tanker i en Wunderlist så man undgår stress. Endvidere er smartphone oplagt til Zoom konferencerne, men man kan også her bruge en almindelig bærbar PC med web cam. Drop Box er for mange uundværlig, men det kan også være nogle af de andre fil-arkiveringsprogrammer til skyen, som f.eks. one-drive o.s.v. Man har ofte brug for, at skanne dokumenter og maile videre til andre, og her er der gode skanner-apps til smartphones. Man kan endvidere med det almindelige Adobe Reader program til smartphone nemt underskrive pdf-filer og videresende og det ser meget professionelt ud.

Som dikteringsprogram (idet vi dikterer alle vores videnskabelige artikler og protokoller) anvender vi programmet dictate plus connect. Dette er i realiteten blot en lydoptager, men den er meget stabil og kan optage filer med mange minutters indtaling uden at det crasher undervejs. Det fungerer som en simpel diktafon, hvor man kan stoppe undervejs og spole osv. De fleste af os anvender endvidere en statistik-App til smartphone, den hedder biostats calculater pro. Den kan en hel række ting, men specielt en hurtig Fishers test eller en hurtig sample-size beregning er en rigtig god feature ved denne App.

KONTAKT

info@forskerkurser.dk

www.ingramcontent.com/pod-product-compliance
Lightning Source LLC
Chambersburg PA
CBHW051917170526
45168CB00001B/435